马大正50年临证验案自选集

难治病证案

马大正 著

全国百佳图书出版单位

中国中医药出版社

·北京·

图书在版编目（CIP）数据

难治病证案 / 马大正著 . —北京：中国中医药出版社，
2022.9

（马大正 50 年临证验案自选集）

ISBN 978-7-5132-7716-7

Ⅰ . ①难…　Ⅱ . ①马…　Ⅲ . ①疑难病 – 中医临床 –
医案 – 汇编 – 中国 – 现代　Ⅳ . ① R249.1

中国版本图书馆 CIP 数据核字（2022）第 135196 号

中国中医药出版社出版

北京经济技术开发区科创十三街 31 号院二区 8 号楼

邮政编码　100176

传真　010-64405721

河北品睿印刷有限公司印刷

各地新华书店经销

开本 787×1092　1/32　印张 9.25　字数 151 千字

2022 年 9 月第 1 版　2022 年 9 月第 1 次印刷

书号　ISBN 978-7-5132-7716-7

定价　39.00 元

网址　www.cptcm.com

服 务 热 线　010-64405510

购 书 热 线　010-89535836

维 权 打 假　010-64405753

微信服务号　**zgzyycbs**

微商城网址　**https://kdt.im/LIdUGr**

官方微博　**http://e.weibo.com/cptcm**

天猫旗舰店网址　**https://zgzyycbs.tmall.com**

如有印装质量问题请与本社出版部联系（010-64405510）

自序

————

《马大正50年临证验案自选集》出版在即。此书对我来说，只是个人从医生涯的一个阶段性小结！

说是50年，其实只是一个约数，因为我真实的从医时间应从1969年开始。如此算来，应该已有54年了。

作为1949年生人，54年的从医经历不算短暂。我接触中医，还要从"文革"时期社会风行"一根针，一把草"治病说起。由于父母在运动中受到冲击，被运动边缘化的我开始对中草药感兴趣，尤其对中草药穴位外治法感到神奇。我买了许多中草药小册子，对相关内容做了札录。在知识青年支边大潮来临之前，母亲建议我学一点医学知识，说是今后或许用得着。我联系了在工人医院针灸科工作的表姐，有了3天暗中旁观的机会，因为当时"工宣队"已经进驻医院，私下带学

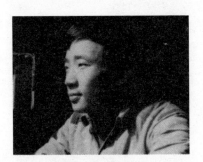

马大正青年照

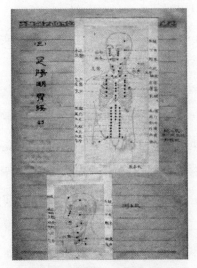

自己动手描摹的解剖穴位图

生是禁止的。1969年9月11日，读完高中一年级的我离开温州到黑龙江七台河特区东风公社万龙一队插队当农民。临走之前，我借用同学的一本针灸穴位小册子描摹了全身的经络穴位图，又向错划为"右派分子"的一位小学老师借来一部没有封面的承淡安的著作——《中国针灸学》，买了些针具，开始在自己身上试针，同时在生产队免费为农民医治疾病。

我的第一位病人，便是生产队卫生员的夫人，而这位卫生员在生产队里只是一个消炎药和止痛药的销售员。当我针到病除，解除了卫生员夫人的牙痛时，所有围观的村民都对我另眼相看。我每天坚持干完农活、晚饭之后免费为村民针灸，应诊者日渐增多。1970年秋夏之际的一场饮用水污染，导致村里痢疾大流行，虽然使用了特效药物氯霉素、痢特灵，但仍然有许多患者无法治愈。我运用学到的新针疗法，迅速治愈他们的病痛，一时名声大噪。用针灸能解决细菌感染性疾病，对我的触动很大。此后，我接触了更多北方农村的其他多发性疾病，用针灸解决了咳嗽、哮喘、慢性支气管炎、腰腿疼痛、头痛、胃痛、落枕、呃逆、急性肠胃炎、急性阑尾炎等疾病。而让我声名远播的，是我用针灸治愈了失明3年、丧失工作能力的71岁木匠李某，治好后他在月夜里已经可以看清空中的电线。他平日弃杖而行，就是为我免费打了活广告。我的事迹还在七台河特区广播了，求诊者更多，有来自邻县的农民。随着求医村民的增多，经过生产队"革委会"的讨论，让我有半天时间上门去为村民针灸治病，人们开始称我"马大夫"。

随着七台河特区的建制改为市，需要增加大量城市人口，由于我有行医特长，1972年被分配到七台河市粮食系统卫生所工作，从此开始参与医疗活动，病人以粮食搬运工人为主，接触到如腰部扭伤、关节疼痛等疾病，有时也用小儿推拿的方法为职工的子女治病。

1974年，我放弃全民所有制编制，作为集体所有制编制人员调回到温州市永嘉县罗溪公社卫生院工作，开始接触南方农村的许多流行性疾病。除了门诊、值夜班之外，还要在公社的山区巡回出诊，要开始做独当一面的医疗工作。我自学《实用内科学》，充实西医学知识。用中西医解决麻疹、腮腺炎、肺炎、肝炎、胆囊炎、胰腺炎等疾病，用中药治愈了痉挛性斜颈和牛痘疫苗所致眼睑牛痘案。

1977年10月21日，中国各大媒体公布了恢复高考的消息，中断10年的高考又要重新恢复，并透露本年度的高考将于一个月后在全国范围内进行。这次高考成为百万国人破除年龄、婚否、出身限制，而逆转命运的一次良机。我请假复习荒废了10年的从初中到高中一年级的课程，自学高二、高三的课程，便匆忙应试。考试分为初试与复试，初试淘汰了相当多的人，然后再参加复试。当年有570万考生走进曾被关闭了10年的高考考场，而全国大专院校录取的新生才27.3万人，录取率只有4.9%，包括4万名各类大专班录取的学生，创造了1952年实行统一高考以来最低的录取率，也是中国有了现代大学教育之后的最低录取率。结果我竟然考上了浙江中医学院（现浙江中医药大学）中医系，成为"文革"之后首届应试入学的大学生，从而改变了我的人生。我十分珍惜这来之不易的学习机会，由于我已经具备了一些临床实践的经验，因此在学习中对很多问题的理解有一定的优势。我1982年毕业，被分配到温州市中医院从事中医妇科工作。

1983年，我成为浙江省卫生厅指定的高级中医师吴国栋主任的学术继承人，为期3年。从老师的身上，我学到了辨证的正确和用药的精简，也目睹了经方治疗妇科疾病的奇特疗效，激发了我对妇科领域运用经方的兴趣。3年之后，我开始独立门诊，在认真踏实做好临床工作、不断提高诊疗水平的同时, 我还充分利用所有的空余时间, 读书、查资料, 笔耕不辍, 医学临床与写作相互促进, 成为我有别于一般医师的特殊的进步历程。我先后编著了21万字的《中国妇产科发展史》(1991年由山西科学教育出版社出版), 填补了国内中医专科史研究的空白; 编著了50万字的《中医妇科临床药物手册》(1992年由安徽科学技术出版社出版), 被国医大师许润三评价为国内 "第一部从妇科角度编辑的中药学书籍, 并具有很高的应用价值"; 编著了47万字的《妇产科疾病中医治疗全书》(1996年由广东科技出版社出版); 15万字的《疑难疾病中西医结合攻略·子宫肌瘤》(2006年由上海科学技术出版社出版); 50万字的《全国老中医药专家马大正妇科医论医案集》(2006年由中医古籍出版社出版); 71万字的《妇科证治经方心裁——206首仲景方剂新用广验集》(2007年由人民卫生出版社出版); 90万字的《妇科用药400品历验心得》(2012年由人民卫生出版社出版); 200万字的《中医妇产科辞典》(2016年由人民卫生出版社出版); 25万字的《中医妇科水血学说》(2021年由中国中医药出版社出版), 填补国内中医理论研究的一项空白。其中的《中国妇产科发展史》和《中医妇产科辞典》各写了8年,《中医妇科水血学说》的写作历时5年，7易其稿。发表医学文章112篇；开展学术讲座72次，其中赴德国讲座1次。1994年，赴日本参加第四届国际亚洲传统医学大会，日本汉方对仲景方剂的推崇和拓展应用让我开阔了眼界，使我逐渐转向仲景方剂在妇科领域拓展运用的研究，取得非凡成效。

由于认真研读历代妇产科文献，很好地掌握了妇产科理论，熟悉妇产科药物功效，了解各种妇产科疾病的诊疗手段，医技精进，开辟了许多妇产科疾病诊治的新思路、新方法，创制了许多临床效验方，应诊者接踵而来，会诊应接不暇，许多病种已超越妇产科范围。在医院内，年门诊量达到4万多号，独占鳌头。从1984年开始担任妇科副主任，1987年担任妇科主任，直到退休。1994～2002年任医院副院长，组建"马氏妇科"团队，成为浙南地区影响最大的中医妇产科医疗基地。

这次由中国中医药出版社出版的《马大正50年临证验案自选集》包括四个部分：①疑难重病会诊案：介绍本院或外院前来会诊的疑难重症医案；②难治病证案：介绍临床见到的难以治愈的病证医案；③少见病证案：介绍临床罕见病证的医案；④妙法巧治案：介绍灵活运用多种方法治愈的医案。

子曰："吾十有五而志于学，三十而立，四十而不惑，五十而知天命，六十而耳顺，七十而从心所欲，不逾矩。"如今我七十有四，当以"从心所欲，不逾矩"自勉！

马大正　

2022年2月20日

目录

28岁子宫发育不良案

金某,女,28岁。初诊:2008年5月22日。

15岁初潮,平素月经周期28~30天,经期5~6天。刻下停经72天未转,无不适,纳寐、二便正常。B超检查:子宫偏小,三径之和9.6cm,内膜厚度4mm。舌淡红,苔薄白,脉细。

中医诊断: 月经后期(冲任虚弱)。

西医诊断: 月经稀发,子宫小。

治法: 益肾填冲。

方药: 石楠叶15g,菟丝子15g,枸杞子20g,淫羊藿15g,当归10g,熟地黄15g,何首乌20g,巴戟天15g,黑大豆60g,7剂。

二诊: 2008年6月3日。雌二醇82.0pmol/L,孕酮0.800nmol/L,泌乳素119.56mIU/L。

方药: 守上方,加鸡血藤15g,香附10g,7剂。

三诊: 2008年6月12日。无不适。

方药: 守5月22日方,加仙茅10g,7剂。

四诊: 2008年6月23日。带下少量,子宫内膜厚度7mm,子宫三径之和11.3cm。舌脉同上。

方药: 守5月22日方,去石楠叶,加鸡血藤30g,茺蔚子10g,

7剂。

五诊： 2008年7月10日。末次月经6月28日，量少，色红，次日增多，6月30日净。舌脉同上。

方药： 守5月22日方，加仙茅9g，石楠叶10g，14剂。

六诊： 2008年8月6日。末次月经7月29日，3天净。舌脉同上。

方药： 守5月22日方，石楠叶减至12g，7剂。药后月经均按期来潮。

七诊： 2011年2月14日。末次月经1月30日，量不多，4天净。子宫三径之和为12.3cm。

方药： 守2008年5月22日方，14剂。

【按语】年近而立，胞宫发育不佳，月经稀发，内膜菲薄，该责天癸雨露之不施，当以益肾填冲为先务。

子宫腺肌症痛经20年案

翁某，女，42岁。初诊：2014年4月18日。

因"痛经20年"就诊。患者平素月经不规律，周期24~28

天，经期7天，末次月经3月26日来潮，量多，色鲜红，有血块；痛经明显，剧痛时影响工作，经前乳胀、腰酸。带下量多，色偏黄，有异味。近4年反复头晕发作。既往体健，生育史：1-0-3-1，1次剖宫产，3次无痛人流。2014年2月12日本院B超示：子宫三径之和18cm，内膜厚度7mm，子宫小肌瘤8mm×6mm×8mm；子宫底部肌层异常回声，子宫腺肌瘤可能（37mm×23mm×38mm）。妇科检查：外阴无殊；阴道通畅，分泌物量多，色偏黄；宫颈光滑；宫体后位，偏大，质地中等，无压痛；两侧附件轻压痛。舌淡红，苔薄白，脉细。

中医诊断： 痛经，癥瘕（瘀热阻滞）。

西医诊断： 子宫腺肌瘤，子宫肌瘤。

治法： 活血消癥，益肾清热。

方药： 腺肌汤（自拟方）。

半枝莲15g，白花蛇舌草20g，三棱10g，莪术10g，乳香4g，没药4g，皂角刺10g，海藻15g，三七5g，肉桂粉4g（吞服），土鳖虫10g，水蛭9g，续断15g，野荞麦根20g，7剂。

散结镇痛胶囊，一次4粒，一日3次，口服。

二诊： 2014年4月29日。4月14日乳腺B超示双侧乳腺小叶轻度增生，右侧低回声结节（3mm×4mm）。4月15日外院体检示乳头溢液。末次月经4月22日，痛经较前缓解，第一天仍痛剧，后经量增多，痛缓，现已量少，色暗。舌脉如上。

治法： 清湿热，止血。

方药： 清带汤加味（自拟方）。

败酱草10g，大血藤15g，樗根皮15g，半枝莲15g，土茯苓15g，蒲公英15g，大蓟15g，小蓟15g，萆薢10g，地榆15g，槐花20g，贯众炭15g，阿胶10g，5剂。

三诊： 2014年5月5日。刻下为经期第14天，小腹胀，乳胀。舌脉如上。

治法： 活血清热，软坚散结。

方药： 消癥汤（自拟方）加味。

半枝莲15g，白花蛇舌草15g，三棱10g，莪术10g，没药4g，乳香4g，皂角刺15g，海藻30g，橘核10g，牡蛎30g，石见穿15g，荔枝核10g，枳壳10g，赤小豆15g，7剂。

四诊： 2014年5月12日。经期将近，舌脉如上。

方药： 消癥汤加鬼箭羽15g，刘寄奴15g，7剂。

五诊： 2014年5月26日。月经5月19日来潮，无痛经，今净。舌脉如上。

方药: 守上方, 7剂。

六诊: 2014年6月6日。无不适, 舌脉如上。

方药: 消癥汤加鬼箭羽12g, 刘寄奴10g, 7剂。

七诊: 2014年6月13日。经期将近, 舌脉如上。

方药: 腺肌汤, 7剂。

散结镇痛胶囊, 一次4粒, 一日3次, 口服。

八诊: 2014年6月20日。月经6月15日来潮, 经量中等, 无痛经, 未净。舌脉如上。

方药: 消癥汤加减。

【按语】癥为瘀积, 不通则痛, 可因血滞, 可因气阻, 可因热煎, 可因痰凝。平时无症状, 可用轻剂消癥汤; 经期病发, 该用重剂腺肌汤。择期用药, 虽沉疴痼疾, 亦可抑其顽势。

痛经20年案

邓某, 女, 35岁。初诊: 2016年11月1日。

因"经期腹痛20余年"就诊。患者初潮15岁, 每次经水来潮腹痛伴发热恶寒、恶心呕吐, 轻则热敷及揉按后缓解, 严重时需服用止痛药控制。月经规则，周期28天，经期7天。末次月经2016年10月16日来潮，经量多，色淡红。平素面色苍白，头晕，倦怠，纳差，寐可，二便调。婚育史：2-0-0-2，已结扎。妇科检查：未发现阳性体征。B超检查：未见器质性病变。血常规检查：血红蛋白75g/L。舌淡红，苔薄白，脉细。

中医诊断：痛经（气血不足，冲任虚寒）。

西医诊断：原发性痛经，贫血。

治法：补益气血，温补冲任。

方药：十全大补汤加味。

党参10g，白芍10g，白术10g，茯苓10g，炙甘草6g，熟地黄10g，当归6g，川芎6g，炙黄芪15g，肉桂粉3g，淫羊藿12g，菟丝子15g，仙鹤草30g，7剂。

二诊：2016年11月29日。月经2016年11月13日来潮，小腹微痛，7天净。面色少华，舌脉同上。

方药：十全大补汤加鸡血藤20g，淫羊藿12g，巴戟肉10g，益母草15g，14剂。

【按语】胞宫失养痛经长，经多形寒腹喜按；温补气血勿止痛,可选十全大补汤。

痛经10年、呕吐2年案

徐某,女,25岁,未婚。初诊: 2010年9月8日。

患者自初潮起至今,痛经已10年,疼痛明显加剧2年,需要服止痛片;伴下腹胀痛、恶心呕吐,持续2~3天,腰酸;经量少,色紫,无血块;白带不多,经前乳房胀痛,乏力。末次月经8月15日来潮。舌淡红,苔薄白,脉细。

中医诊断: 痛经(气血阻滞)。

治法: 理气活血。

方药: 青皮10g,荔枝核12g,厚朴10g,香附10g,娑罗子10g,当归12g,川芎12g,益母草30g,鹿衔草30g,半夏10g,延胡索10g,沉香5g(后入),6剂。

二诊: 2010年9月14日。月经9月13日来潮,痛经轻微,无呕吐,经量正常。舌脉如上。

方药: 四物汤加味。

熟地黄12g,炒白芍10g,当归6g,川芎6g,益母草20g,香附

10g, 沉香5g（后入），青皮10g, 5剂。

【按语】胞脉阻滞, 冲气上逆。调和气血, 平冲降气。

崩漏不止4个月案

林某, 女, 50岁。初诊: 2019年6月19日。

因"月经增多淋漓不尽4个月"就诊。患者既往月经规则, 2月1日月经来潮, 经量增多, 1小时换1片卫生巾, 淋漓不尽, 至外院注射缩宫素针、氨甲环酸针; 2月8日血止, 继续服用地屈孕酮片。停药后, 3月1日月经来潮, 经量如前, 仍予上述治疗。3月29日经来, 量多, 行宫腔镜下诊刮, 病理检查显示: 子宫内膜出血期样改变。4月23日月经来潮, 服用炔诺酮片后经量稍减少。5月21日月经来潮, 量多, 26日服用地屈孕酮片后于6月18日经来, 经量仍多, 2小时换1片卫生巾, 经色暗红, 夹汤圆大小血凝块; 伴下腹胀痛, 口干不欲饮, 倦怠头晕。舌稍暗, 苔薄白, 舌下静脉明显增粗, 脉弦涩。

中医诊断: 崩漏（血瘀）。

治法: 活血化瘀, 固冲止血。

方药: 震灵丹加减。

煅赭石15g, 赤石脂15g, 制没药5g, 制乳香5g, 五灵脂10g, 紫石英15g, 蒲黄15g, 益母草15g, 红参10g(调冲), 香附炭6g, 重楼12g, 2剂。

二诊: 2019年6月21日。经量减少, 小腹胀。舌稍暗, 苔薄白, 脉弦。

方药: 守上方, 加枳壳。

煅赭石15g, 赤石脂15g, 制没药5g, 制乳香5g, 五灵脂10g, 紫石英15g, 蒲黄15g, 益母草15g, 红参10g(调冲), 香附炭6g, 重楼12g, 枳壳5g, 4剂。

三诊: 2019年6月25日。6月23日月经已净, 仍感倦怠, 小腿抽筋。舌稍暗, 苔薄白, 脉细。

方药: 归脾汤加减。

党参15g, 炒白术10g, 炙黄芪10g, 当归6g, 木香5g, 茯苓10g, 远志10g, 酸枣仁10g, 炒白芍15g, 六神曲10g, 炙甘草6g, 桂圆10个, 生姜3片, 大枣3枚, 3剂。

【按语】鲧堙洪水, 劳而无功; 大禹疏浚, 水清河晏。瘀血崩漏,通利为先;恶血不清,永无安宁。

崩漏不止51天案

郑某,女,19岁。初诊: 2010年9月20日。

患者自8月1日起阴道出血51天未净,量中等,量减色暗已2周。小腹隐痛,面色萎黄,倦怠无力,纳便正常。B超检查子宫内膜厚度5mm。舌淡红,苔薄白,脉细软。

治法: 益气升阳。

方药: 调经升阳除湿汤加味。

黄芪15g,苍术9g,羌活5g,防风10g,藁本9g,升麻5g,柴胡5g,独活5g,蔓荆子10g,党参20g,海螵蛸30g,5剂。

2010年9月25日。进药1剂,阴道出血即净。

【按语】崩漏旷日中气伤,清阳下陷血难断;古有东垣施救法,调经升阳除湿汤。

非常肥胖闭经10个月案

麻某，女，19岁，未婚。初诊：2007年10月23日。

患者13岁初潮，15~45天一潮，经量少，经色紫暗，偶夹血块，无痛经，7~8天净。末次月经2006年12月15日来潮，至今未转。身体丰腴，面色少华，周身乏力，自汗身凉，带下量多、色白如渣，外阴无瘙痒，大便2天一行。身高1.58m，体重87.5kg，身体质量指数35，属于非常肥胖。B超检查子宫内膜厚度5mm。舌淡红，苔薄白，脉细。

中医诊断： 闭经（痰脂壅阻）。

治法： 化痰脂，和气血。

方药： 礞石滚痰丸加味。

礞石15g，炙大黄10g，炒黄芩9g，沉香3g（后入），石菖蒲9g，陈皮10g，半夏10g，苍术10g，荷叶10g，当归15g，川芎10g，7剂。

二诊： 2007年10月31日。舌脉如上。

性激素检测：雌二醇120.0pmol/L，孕酮0.5nmol/L，泌乳素271.98mIU/L，睾酮2.6nmol/L。

方药： 守上方，加海螵蛸30g，7剂。

三诊: 2007年11月7日。大便频,易饥,倦怠。舌脉如上。

方药: 守上方,去炙大黄;加薏苡仁30g,太子参10g,7剂。

四诊: 2007年11月16日。经水11月15日转,量不多,色暗红,腰微痛。舌脉如上。

方药: 礞石15g,炙大黄10g,炒黄芩9g,沉香3g(后入),当归15g,川芎15g,益母草30g,川牛膝30g,丹参20g,7剂。

五诊: 2007年11月27日。经水未净,量少色暗。舌淡红,苔薄白,脉细。

方药: 三子养亲汤加味。

炒莱菔子10g,苏子5g,白芥子6g,半夏10g,炮姜5g,茯苓12g,荆芥炭10g,仙鹤草20g,海螵蛸20g,4剂。

六诊: 2007年12月1日。进药1剂,经水即净,舌脉如上。

方药: 守10月23日方,续进7剂。

【按语】痰脂闭塞体态丰,胞脉闭塞便不通;礞石滚痰三子汤,病从痰治理相同。

桥本甲状腺炎闭经10个月案

林某,女,17岁。初诊: 2015年6月12日。

因"停经10个月余"就诊。患者初潮13岁，周期27~28天，经期5~6天。末次月经2014年8月来潮，量中等，色黯，夹血块；经来下腹隐痛，经前乳胀。带下不多，纳寐可，大便结，易动怒。长期患桥本甲状腺炎，服用优甲乐片。B超检查：子宫三径之和10.3cm，子宫内膜厚度6mm，左侧卵巢23mm×17mm，右侧卵巢25mm×14mm。舌淡红，苔薄白，脉细。

中医诊断： 闭经（肾阳虚）。

西医诊断： 继发性闭经，子宫偏小，桥本甲状腺炎。

治法： 温煦肾阳，滋养肾阴。

方药： 鹿茸1g（调冲），鹿角胶10g（烊化），淡附片6g，淫羊藿15g，甜苁蓉12g，枸杞子12g，菟丝子20g，仙茅10g，巴戟肉12g，杜仲10g，桑椹15g，7剂。

二诊： 2015年6月26日。促甲状腺激素1.30mU/mL，游离甲状腺素10.45pmol/L，抗甲状腺球蛋白抗体168.5IU/mL，抗甲状腺过氧化物酶抗体43.24IU/mL。舌脉如上。

方药： 守上方，加当归9g，7剂。

三诊： 2015年6月29日。月经2015年6月27日来潮，量中等，色黯黑。舌脉如上。

方药: 四物汤加味。

熟地黄12g, 当归9g, 炒白芍10g, 川芎9g, 加艾叶6g, 益母草15g, 香附10g, 鹿衔草12g, 淫羊藿12g, 7剂。

四诊: 2015年7月14日。经行5天净, 无不适。

方药: 守6月12日方, 7剂。

五诊: 2015年7月31日。月经7月25日来潮, 量中等, 痛经轻微, 5天净。

方药: 守上方, 7剂。

【按语】天癸不足初潮晚, 子宫幼小经水断; 血肉之品要多施, 补益不忘扶肾阳。

经前痤疮10年案

张某, 女, 27岁。

经前2天面部痤疮增多10余年, 以红色丘疹为主, 陈旧性疤痕色素为次, 面无全肤。舌淡红, 苔薄白, 脉细。

中医诊断: 经前痤疮(血热)。

治法：清热，凉血，解毒。

方药：牡丹皮10g，紫草15g，凌霄花12g，赤芍10g，连翘12g，忍冬藤15g，白芷10g，天花粉12g，蒲公英15g，紫花地丁12g，7剂。

另用生大黄60g，用水煎3次，浓缩为一大碗，用面膜浸大黄液敷面部，每日1次。

经治4周，痤疮改善，新发生者减少，陈旧性疤痕色素减退。继续内服、外敷1周，面部痤疮明显好转，如同常人。

【按语】热郁血中随经发，痤疮不绝一脸疤；清热活血兼解毒，表里同治效堪夸。

经行烦躁3年案

林某，女，27岁。初诊：2018年3月5日。

因"经前烦躁3年"就诊。患者平素月经周期规则，月经周期23~25天，经期7天。末次月经2月24日来潮，经量中等，无血块，痛经可以忍受；经前乳胀，腰酸。白带正常，下颌痤疮，寐可，经期常便溏，平素二便调。3年来，经前1周出现烦躁易怒、喜哭、摔物、吵架等行为。有抽烟史。生育史: 0-0-0-0。2018年2月1日辅助检查: 促黄体生成素6.5U/L, 促卵泡刺激素5.4U/L, 雌二醇195pmol/L, 睾酮0.9nmol/L, 泌乳素500.7mIU/L, 促甲状腺激素5.22mU/mL, 游离甲状腺素17.6pmol/L。舌稍红, 苔薄白, 脉细弦。

中医诊断: 经行情志异常(心肝火扰)。

治法: 疏肝平肝, 清心泻火。

方药: 连翘心10g, 玄参心10g, 莲子心3g, 钩藤10g, 水牛角10g(先入), 炒栀子10g, 白蒺藜10g, 佛手10g, 茯苓10g, 龙胆草3g, 甘松10g, 7剂。

二诊: 2018年3月12日。症如上, 倦怠, 舌脉如上。

方药: 守上方, 加北沙参12g, 7剂。

三诊: 2018年4月2日。末次月经3月23日来潮, 量中等, 5天净。心情舒畅, 胃脘不适。舌脉如上。

方药: 守3月5日方, 去水牛角, 加苏梗10g, 7剂。

【按语】经行烦躁焚心肝, 经血下行火上亢; 三心栀钩牛胆草, 蒺藜苓佛甘松香。

经行烦躁2年案

徐某，女，36岁。初诊：2019年10月28日。

因"经量减少1年余，伴情绪焦虑2年"就诊。患者经量较前减少4/5一年余，经色暗，无血块，无痛经。情绪焦虑2年，每月见经量少便心烦想哭，哭后情绪方缓解。月经周期24天，经期3天。末次月经10月17日来潮，腰酸轻微，乳房胀痛。2018年右侧肺部原位癌行微创切术。生育史：1-0-2-1（无痛人流2次）。舌淡红，苔薄白，脉细。

中医诊断： 经行烦躁（肝郁化火）。

西医诊断： 焦虑症。

治法： 疏肝清热解郁。

方药： 丹栀逍遥散合栀子豉汤加味。

牡丹皮10g，炒栀子10g，淡豆豉10g，柴胡10g，当归9g，炒白芍10g，薄荷3g（后入），茯苓10g，炒白术10g，甘草5g，绿萼梅5g，白蒺藜10g，7剂。

二诊： 2019年11月4日。心烦已除，舌脉如上。

治法： 清热养阴调经。

方药: 保阴煎合延经散加味。

生地黄15g, 山药20g, 续断10g, 炒黄芩10g, 熟地黄10g, 炒白芍10g, 黄柏5g, 甘草3g, 蒲黄15g, 滑石粉15g, 瓜蒌仁10g, 枳壳5g, 檀香3g, 旱莲草16g, 炒栀子10g, 7剂。

三诊: 2019年11月11日。末次月经11月9日来潮, 经期第1、2天量极少, 色鲜红, 今量稍增加, 心情稍有好转。尿妊娠试验阴性。舌脉如上。

方药: 丹栀逍遥散加味。

牡丹皮10g, 炒栀子10g, 柴胡10g, 当归9g, 炒白芍10g, 薄荷3g (后入), 茯苓10g, 炒白术10g, 甘草5g, 生地黄12g, 紫草12g, 枇杷叶12g, 青蒿10g, 7剂。

四诊: 2019年11月20日。无焦虑情绪。舌脉如上。

方药: 丹栀逍遥散加味。

牡丹皮10g, 炒栀子10g, 当归9g, 炒白芍10g, 柴胡10g, 甘草5g, 薄荷 (后入) 3g, 茯苓10g, 炒白术10g, 木蝴蝶5g, 郁金10g, 路路通10g, 7剂。

五诊: 2019年11月27日。焦虑现象消失, 舌脉如上。

方药: 保阴煎合延经汤加味。

生地黄15g, 山药20g, 续断10g, 炒黄芩10g, 熟地黄10g,

炒白芍10g，黄柏5g，甘草3g，蒲黄15g，滑石粉15g，瓜蒌仁10g，枳壳5g，檀香3g，紫草10g，枇杷叶10g，7剂。

六诊：2019年12月9日。12月3日阴道出血，一天净，焦虑消失。舌脉如上。

B超检查：子宫内膜厚度4.5mm，子宫三径之和13.5cm。

方药：丹栀逍遥散加味。

牡丹皮10g，炒栀子10g，当归9g，炒白芍10g，柴胡10g，甘草5g，薄荷3g（后入），茯苓10g，炒白术10g，郁金10g，木蝴蝶5g，7剂。

七诊：2019年12月16日。无不适。

方药：黛玉解郁散（自拟方）。

绿萼梅6g，合欢皮10g，佛手9g，木蝴蝶5g，刺蒺藜10g，甘松10g，预知子10g，厚朴5g，玫瑰花6g，7剂。

八珍：2019年12月23日。情绪正常，舌脉如上。

方药：丹栀逍遥散加味。

牡丹皮10g，炒栀子10g，当归9g，炒白芍10g，柴胡10g，甘草5g，薄荷3g（后入），茯苓10g，炒白术10g，郁金10g，益母草15g，泽兰15g，7剂。

2020年1月2日随访，治疗后未再出现焦虑现象。

【按语】肝木郁火常妨经，月水涩少悲伤神；丹栀逍遥散自古有，一方可以定乾坤。

经前抑郁4年案

黄某，女，37岁。初诊：2016年10月26日。

因"经前抑郁4年"求治。患者平素月经规则，周期30天，经期4~7天。末次月经2016年10月21日来潮，经量正常，经前乳胀，无痛经，无腰酸。4年前因生活琐事，出现每行经前或行经期精神忧郁，对任何事情均反感、厌倦，心情烦躁，失眠，有绝望感，不欲言语及工作，不欲饮食，懒于梳洗，易长痤疮。月经过后情绪好转如初。平时胃纳可，二便调。舌淡红，苔薄黄，脉弦数。

中医诊断：经前情志异常（肝气郁结）。

治法：疏肝调气开郁。

方药：黛玉疏肝散（自拟方）。

绿萼梅6g，合欢花10g，佛手9g，木蝴蝶5g，白蒺藜10g，甘松10g，预知子10g，厚朴5g，14剂。

二诊: 2016年11月8日。无不适,口糜。舌脉如上。

方药: 守上方,合百合地黄汤。

绿萼梅6g,合欢花10g,佛手9g,木蝴蝶5g,刺蒺藜10g,甘松10g,预知子10g,厚朴5g,百合30g,生地黄12g,7剂。

三诊: 2016年11月15日。就诊时情绪极佳,誉为神药,称经前精神忧郁已愈。现经前乳胀,舌脉如上。

方药: 逍遥散加味。

柴胡10g,炒白芍10g,当归6g,茯苓10g,白术10g,薄荷3g,炙甘草6g,预知子10g,刺蒺藜10g,路路通10g,7剂。

【按语】肝气郁结有愠怒所致者,有因细琐快快者;有怒出狂言者,有欲言还休者;有体气强盛者,有素体羸弱、形同黛玉者。前者柴胡疏肝散之属,后者黛玉疏肝散最为合拍,犹掸尘与扫地之别也。以此轻灵之方可愈此疾。

经行寒热往来10年案

陈某,女,46岁。初诊:1996年12月15日。

患者经前10天开始阵发性全身发冷,随后发热,直至月经来潮之后上述症状方消失；同时伴倦怠，口苦或口淡，嗳气。如此反复发作持续约10年。月经周期定，经量不多，经色紫，2天净，无痛经。天气寒冷时，两手指常常苍白发冷，面部色素沉着明显已6年。末次月经11月25日来潮。舌稍淡，苔薄白，脉细软。

中医诊断： 经行寒热往来（太阳、少阳合病）。

治法： 和解少阳，调和营卫。

方药： 柴胡桂枝汤加减。

桂枝6g，炒白芍6g，炙甘草6g，柴胡9g，黄芩9g，党参12g，生姜4片，大枣5枚，3剂。

二诊： 1996年12月18日。末次月经12月17日来潮，经行寒热往来现象消失，经量不多、色淡红，嗳气。舌脉如上。

治法： 和血调经，佐以解肌。

方药： 四物汤加味。

熟地黄12g，当归8g，川芎6g，炒白芍10g，荆芥10g，防风10g，益母草20g，香附10g，鸡血藤30g，黄芩8g，沉香4g，3剂。

【按语】经行寒热已十载，太少合病难分开；仲景柴胡桂枝汤，一诊三剂可消灭。

经行头痛10年案

李某，女，34岁。初诊：2019年10月20日。

因"经来前后头痛10年，月经量少2个月"前来就诊。患者因经来前后出现头痛明显10年，以两颞为主，呈抽掣、胀痛感，伴恶心；经量减半2月，夹块不畅，5天净。末次月经9月30日来潮。便秘，3天一行，呈羊屎状。寐欠佳，纳可。今日B超检查：子宫52mm×40mm×52mm，内膜厚度9mm，左侧卵泡7mm×5mm，右侧卵巢黄体囊肿16mm×12mm。生育史：1-0-1-1。舌红，苔薄白，脉细滑。

诊断：经行头痛（气滞血瘀，肝火上炎）。

治法：行气活血，清肝泻火。

方药：芎乌散合戊己丸加味。

川芎15g，乌药10g，川连3g，吴茱萸1g，炒白芍10g，茺蔚子12g，炙大黄10g，蔓荆子10g，决明子15g，僵蚕10g，水蛭10g，7剂。

二诊: 2019年10月26日。月经未转,大便正常。舌脉如上。

方药: 守上方加味。

川芎15g, 乌药10g, 川连3g, 吴茱萸1g, 炒白芍10g, 茺蔚子12g, 炙大黄10g, 蔓荆子10g, 决明子15g, 僵蚕10g, 水蛭10g, 菊花10g, 7剂。

三诊: 2019年11月2日。月经10月30日来潮,经前经后头痛消失,经量不多, 3天净。大便正常。舌脉如上。

方药: 守上方, 28剂。

四诊: 2019年12月7日。月经11月27日来潮,经量不多,无头痛,寐佳,大便正常。舌脉如上。

方药: 守上方,续进7剂。

【按语】头痛抽掣,其病在肝;头胀且痛,患涉气血。脉络阻滞,肝火上炎;横侮脾土,发为此病。

经行头痛10余年案

王某, 女, 50岁。初诊: 2018年1月2日。

因"经行头痛10余年"就诊。患者月经周期25天, 经期7

天。10余年来经量过多, 最多时一天需要用10余片卫生巾, 夜间使用尿不湿, 经血夹块, 无痛经; 贫血貌, 经前乳胀, 无腰酸痛, 白带无殊。经期第2~4天头痛剧烈难忍, 欲撞墙柱, 大便稍干。末次月经2017年12月30日来潮, 量多未净。生育史: 1-0-2-1。舌淡红, 苔薄白, 脉细。

中医诊断: 经行头痛(气血两虚)。

治法: 益气补血, 收敛止血。

方药: 归脾汤加味。

炙黄芪10g, 党参15g, 炒白术10g, 当归6g, 木香5g, 茯苓10g, 远志10g, 酸枣仁10g, 龙眼肉10个, 阿胶10g(烊冲), 仙鹤草30g, 荆芥炭10g, 海螵蛸30g, 炙甘草5g, 3剂。

二诊: 2018年1月5日, 经水将净, 舌脉如上。

方药: 炙黄芪10g, 党参15g, 炒白术10g, 当归6g, 木香5g, 茯苓10g, 远志10g, 酸枣仁10g, 龙眼肉10个, 阿胶10g(烊冲), 仙鹤草30g, 炙甘草5g, 7剂。

三诊: 2018年1月12日。经水已净, 舌脉如上。

方药: 八珍汤加味。

党参15g, 炒白术10g, 茯苓10g, 熟地黄15g, 当归6g, 川芎

6g, 炒白芍10g, 枸杞子10g, 桑椹15g, 覆盆子15g, 仙鹤草20g, 炙甘草5g, 7剂。

四诊: 2018年1月19日。无不适, 舌脉如上。

方药: 归脾汤加味。

炙黄芪10g, 党参15g, 炒白术10g, 当归6g, 木香5g, 茯苓10g, 远志10g, 酸枣仁10g, 龙眼肉10个, 白芷10g, 蔓荆子10g, 炙甘草5g, 7剂。

五诊: 2018年1月26日。经期将近, 舌脉如上。

方药: 圣愈汤加味。

炙黄芪15g, 党参10g, 熟地黄10g, 当归6g, 炒白芍10g, 川芎6g, 蔓荆子10g, 白芷9g, 白蒺藜10g, 僵蚕10g, 全蝎6g, 细辛3g, 7剂。

六诊: 2018年2月2日。月经2018年1月26日来潮, 经量较前明显减少, 1月31日经净, 无头痛。舌脉如上。

方药: 归脾汤。

炙黄芪10g, 党参15g, 炒白术10g, 当归6g, 木香5g, 茯苓10g, 远志10g, 酸枣仁10g, 龙眼肉10个, 炙甘草5g, 7剂。

之后随访半年, 经行头痛症状未再复发。

【按语】脑为髓海,气血奉养。经崩于下,无以奉上。治疗大法,经期节流,经后开源,气血充盈,当泯此疾。

经行腹泻5年案

谷某,女,32岁。初诊:2009年8月3日。

患者经前腹泻5年,大便溏,日解2~3次。月经周期30天,经期6天,经量中等;无腹痛,无腰酸,无经期乳胀。末次月经2009年7月2日来潮。舌淡红,苔薄白,脉沉细。

中医诊断:经行泄泻(肾虚夹湿)。

治法:温肾燥湿止泻。

方药:四神丸加味。

补骨脂10g,吴茱萸3g,肉豆蔻10g,五味子5g,生姜3片,大枣5枚,刘寄奴15g,徐长卿10g,苍术10g,厚朴10g,7剂。

二诊:2009年8月11日。月经8月8日来潮,经期腹泻未发生。舌脉如前。

方药:归脾汤加阿胶10g(烊冲),仙鹤草20g,荆芥炭10g,5剂。

2016年9月13日随访，7年来未再出现经行腹泻。

【按语】经行泄泻，历时五稔，两脉沉细，为肾不温煦，脾失运化。四神温肾固涩，苍朴行气燥湿，刘寄芳香醒脾，长卿疗痢止泻。

经行盗汗1年案

金某，女，25岁。初诊：2008年6月9日。

因未避孕半年未孕就诊。患者经前、经期夜间盗汗，濡湿衣被已经1年。月经周期规则，经量少，色暗夹块；经前腹胀，乳房胀痛。带下色偏黄，纳欠，反酸，嗳气，二便正常。B超检查：子宫内膜厚度6mm，左侧卵巢52mm×44mm，左侧卵泡24mm×21mm，右侧卵巢64mm×42mm，右侧卵泡24mm×19mm。生育史：0-0-2-0，其中因葡萄胎清宫1次。妇科检查：外阴无殊，阴道通畅，宫颈轻度炎症；子宫前位，偏小，质地中等，活动，无压痛；右侧附件压痛，左侧无压痛。

方药： 排卵汤（急性子15g，茺蔚子12g，丹参15g，三棱

12g，莪术12g，王不留行15g，刘寄奴12g，当归8g，路路通10g，香附10g，大腹皮15g，䗪虫10g）加薏苡仁120g，2剂。

二诊：2008年6月16日。月经6月14日来潮，经前、经期夜间盗汗已经消失。

【按语】病有专方，症有专药，米仁一味，健脾固表，收敛止汗。

经前腿痛8个月案

陈某，女，23岁。初诊：2015年5月28日。

因"经前左腿痛8个月"就诊。患者月经规则，周期37～40天，经期5～6天。末次月经5月4日来潮，经量中等，色黯，无痛经，伴腰酸。经前左腿痛8个月，持续5天，卧床痛剧，无法入睡，站立可以暂时缓解或减轻。纳寐、二便正常。舌淡红，苔薄白，脉细。

中医诊断：经行腿痛（肝肾两虚）。

治法：补养肝肾，通络止痛。

方药: 五加皮12g, 桑寄生20g, 续断10g, 丝瓜络10g, 竹茹10g, 炒白芍15g, 炙甘草9g, 怀牛膝15g, 牡蛎20g, 豨莶草15g, 络石藤15g, 延胡索10g, 7剂。

二诊: 2015年6月4日。月经未转, 6月1日~6月3日左腿痛发作, 程度明显减轻, 尿妊娠试验阴性。舌脉如上。

方药: 独活寄生汤。

独活9g, 桑寄生15g, 杜仲12g, 牛膝15g, 细辛3g, 秦艽10g, 茯苓10g, 肉桂3g, 防风10g, 川芎6g, 党参12g, 甘草6g, 当归9g, 白芍12g, 生地黄12g, 7剂。

三诊: 2015年6月11日。左腿痛4天, 程度较前减轻, 月经未转, 尿试验阴性。舌脉如上。

方药: 守5月28日方, 加地龙10g, 神曲10g, 14剂。

四诊: 2015年6月26日。末次月经6月21日, 量中, 色红, 无痛经; 左腿疼痛消失, 伴腰痛, 便溏, 水泻。舌脉如上。

方药: 胃苓汤加味。

桂枝6g, 茯苓10g, 猪苓10g, 泽泻10g, 白术10g, 苍术10g, 厚朴10g, 陈皮10g, 炙甘草6g, 神曲10g, 炒麦芽10g, 炒谷芽10g, 炮姜5g, 7剂。

五诊: 2015年7月3日。便软。舌脉如上。

方药: 守上方, 加藿香10g, 佩兰10g, 3剂。

六诊: 2015年7月6日。因患者生育要求, B超示内膜10mm, B型, 卵泡11mm×7mm。

方药: 助孕汤 (自拟方。菟丝子12g, 枸杞子15g, 覆盆子15g, 巴戟天12g, 淫羊藿10g, 鹿角10g, 续断10g, 杜仲12g, 桑椹子15g, 何首乌10g, 紫石英30g, 当归6g) 加桔梗6g, 7剂。予丽中宝针肌注, 继续监测排卵。

七诊: 2015年7月14日。B超示内膜11mm, 左卵泡26mm×20mm, 右卵泡28mm×21mm。舌脉如上。

方药: 促排卵汤2剂, 配合针灸促排卵。

八诊: 2015年7月16日。月经7月16日来潮。乳胀, 无腿痛。

【按语】肝肾不足, 下肢失养, 经前频痛。补养肝肾, 为治病之本; 通络止痛, 乃疗疾之标。标本兼治, 正中肯綮。

经前腰腹大腿疼痛1年案

夏某, 女, 25岁, 未婚。初诊: 2012年9月20日。

患者一年多来经前两周起即出现腰腹部及左侧股骨部坠

痛，经量增多时疼痛减轻。平素月经周期30天，经期5天。末次月经8月25日，近两年经量偏少，为以往经量的一半，经色紫暗，血块量多。寐纳可，二便调。既往右肾结石病史。舌淡红，苔薄白，脉滑。

中医诊断： 经行腰痛，经行腹痛，经行腿痛（瘀血阻滞）。

治法： 活血化瘀。

方药： 䗪虫10g，水蛭10g，桃仁10g，延胡索10g，制乳香5g，制没药5g，三七6g，肉桂5g，益母草30g，香附10g，蒲黄10g，五灵脂10g，7剂。

二诊： 2012年9月27日。末次月经9月21日，经前腰酸、大腿疼痛消失，经量不多，色稍黯，今已净。乏力，便软。舌脉如上。

八珍汤加炒薏苡仁20g，炒白扁豆20g，炒山药20g，7剂。

【按语】腰腿疼痛，虚实皆见。经后常虚，经前常实；经多不养，经少闭阻。虚者谴气血肝肾不养，实者责瘀血经络阻滞。

带下如水10年案

汤某，女，27岁。初诊：2018年8月14日。

因"中药调理备孕"就诊。患者未避孕3年未孕，月经周期25天，经期5天。末次月经7月28日来潮，量中等，色鲜红，有血块，有痛经；偶有腰酸腰痛，无乳胀。带下偏黄，如水10余年，每日需用护垫，有腥臭味。今年5月，试管婴儿移植失败。平素不觉乏力，胃纳可，二便调，夜寐佳。妇科检查：外阴无殊，阴道通畅，宫颈柱状上皮轻度移位；宫体前位，正常大小，质地中等，活动，无压痛；两侧附件无殊。生育史：0-0-0-0。舌淡红，苔薄白，脉细。

中医诊断：带下（清阳不升）。

治法：益气升阳，佐清湿热。

方药：清震汤合水陆二仙丹加味。

荷叶12g，苍术10g，升麻10g，芡实30g，金樱子30g，生黄芪12g，羌活6g，贯众15g，椿根皮15g，草薢30g，海螵蛸15g，薏苡仁20g，7剂。

二诊：2018年8月21日。药后带下消失。

三诊：2018年8月29日。带下如水症状未再发生。

【按语】带下如水，多责其虚，或因脾肾，或因清阳。前者证重，后者略轻，清震水陆，带病安康。

真菌合并大肠埃希菌阴道炎1年案

杨某，女，36岁。初诊：2017年8月8日。

1年前患者出现黄色脓性带下，其间予硝呋太尔栓塞阴道、宫炎平胶囊口服及中药治疗，症状反复，无明显好转。2017年6月6日曾查白带常规：清洁度Ⅳ，白细胞(+++)，大肠埃希菌(++)，白色念珠菌(++)。现带下黄色脓样，无阴痒，无腹痛，无腰酸。纳寐可，大便结，小便无殊。妇科检查：阴道通畅，分泌物量多微黄；宫颈光滑；宫体前位，质地中等，压痛；两侧附件压痛。舌淡红，苔薄白，脉细。

中医诊断：带下病，盆腔炎症性疾病后遗症(湿热下注)。

治法：通腑导滞，清理湿热。

方药：导水丸加减。

制大黄9g，炒黄芩10g，滑石粉15g，牵牛子6g，炒黄柏10g，贯众20g，草薢10g，椿根皮30g，7剂。

二诊：2017年8月15日。月经2017年7月20日来潮，6天净，量中等，色暗红，无痛经。现仍有黄绿色带下，无阴痒。夜寐差，胃纳可，大便秘结，2~3天一行，夜尿频数。舌淡红，苔薄白，脉细。

治法： 清热解毒。

方药： 黄连解毒汤加减。

黄连3g，炒黄柏5g，炒黄芩5g，焦栀子10g，贯众20g，草薢10g，椿根皮30g，海螵蛸20g，土茯苓15g，7剂。

并予硝呋太尔栓塞阴道。

三诊： 2017年8月22日。月经2017年8月19日来潮，症状同前。舌脉如上。

方药： 守上方，7剂。

四诊： 2017年8月29日。经净4天，带下显减，近日水泻3次。舌脉如上。

方药： 胃苓汤加减。

炒苍术9g，厚朴10g，陈皮9g，炙甘草6g，桂枝6g，猪苓10g，泽泻10g，茯苓10g，炒白术10g，香薷10g，藿香10g，佩兰10g，神曲10g，7剂。

五诊： 2017年9月4日。腹泻已止，带下续减。舌脉同前。

方药： 黄连解毒汤加味。

黄连3g，炒黄柏5g，炒黄芩5g，焦栀子10g，贯众20g，萆薢10g，椿根皮30g，海螵蛸20g，土茯苓15g，茵陈10g，7剂。

六诊：2017年9月11日。带下已除，偶感泛酸，大便通畅，小便无殊。舌脉如上。

方药：黄连解毒汤加味。

黄连3g，炒黄柏5g，炒黄芩5g，焦栀子10g，贯众20g，萆薢10g，椿根皮30g，海螵蛸20g，土茯苓15g，瓦楞子30g，7剂。

【按语】带下如脓，次第须分，轻为湿热，重为热毒；轻证青主选易黄，重证黄连解毒汤。

妊娠呕血3次案

金某，女，24岁。初诊：2017年5月4日。

因"停经65天，咳嗽2个月，呕血3次"就诊。患者平素月经规则，末次月经2017年2月25日来潮，停经30天，自测尿妊娠试验阳性。近2个月常有干咳，伴咽痒不适，无咳痰，未做特殊处理，轻微恶心呕吐。近3次患者出现呕血，先吐食物，随后吐血，血量较多，色暗红，量中等；嗳气纳差，偶有腹痛，寐可，尿频，大便干结，3日一解。舌质红，苔薄白，脉细滑。

中医诊断：妊娠恶阻（肝热犯胃）。

治法：清热通腑，止血降逆。

方药：大黄甘草汤加味。

制大黄5g，炙甘草9g，白及10g，百合15g，佛手10g，藕节10g，4剂。

服法：少量频服。

二诊：2017年5月6日。服药之后仅5月5日少量呕血1次。现无呕吐，嗳气难，大便软。舌脉如上。

方药：守上方，去百合，加甘松10g，3剂。

服法同上。

三诊：2017年5月11日。恶阻偶作，无呕血，易饥。舌脉如上。

方药：制大黄5g，炙甘草6g，佛手10g，甘松10g，苏梗5g，5剂。

服法同上。

【按语】肝热犯胃气上逆，肠腑不通胃络伤；一味大黄配甘草, 清火降逆血宁安。

妊娠反复高热2个月案

徐某, 女, 28岁。初诊: 2019年2月22日。

因"孕7个月余, 反复发热2个月"就诊。患者不明原因反复发热2个月余, 至今已经发热4次, 最高体温达40℃, 伴有腰痛。曾在外院予青霉素、头孢类等抗生素治疗后症状仍有反复, 末次发热时间为1月末。平素时感身冷不适, 胃纳一般, 夜寐安, 大便秘结, 小便无殊。既往体健。生育史: 1-0-0-1(剖宫产)。2月21日B超检查: 宫内妊娠, 单活胎, 胎儿颈部见W型压迹, 胎儿冠状静脉扩张。舌淡红, 苔薄白, 脉细滑。

中医诊断: 妊娠发热(气虚)。

治法: 甘温除热。

方药: 生黄芪10g, 太子参12g, 防风6g, 荆芥5g, 羌活5g, 苍术10g, 白芷5g, 藁本5g, 炙甘草5g, 5剂。

二诊: 2019年2月28日。服药期间体温正常, 寒冷消失, 身体温暖, 易饱易饥。舌脉同上。

方药: 守上方，生黄芪加至12g，加白术10g，7剂。

三诊: 2019年3月7日。近期均未发热，身体温暖，时有易饱易饥感。舌脉同上。

方药: 守上方，加炒薏苡仁15g，7剂。

四诊: 2019年3月14日。已无发热，诸症均除。舌脉同上。

方药: 守上方，7剂。

诊后随访，不再发热。

【按语】发热起病因多端，除却外感即内伤。东垣明训今犹在，甘温除热胜寒凉。

妊娠反复发热4个月案

黄某，女，24岁。初诊: 2016年12月6日。

因"妊娠反复低热4个月"求治。患者曾因不孕症，经我治疗后怀孕，现患者妊娠49天。4个月来出现反复低热，体温在37.9℃以下，伴手心发热。2天前因外感出现鼻塞流涕，恶寒怕冷，无咳嗽咳痰，咽部无充血，恶心呕吐。今晨体温37.8℃，纳便正常。血常规检查: 白细胞计数8.04×10⁹/L，C反应蛋白＜

1mg/L。舌淡红，苔薄白，脉细数。

中医诊断：妊娠发热（太阳少阳合病）。

治法：和解少阳，兼以表散。

方药：柴胡桂枝汤。

柴胡10g，桂枝6g，炒黄芩5g，党参10g，半夏9g，炙甘草5g，炒白芍10g，生姜3片，大枣5枚，3剂。

二诊：2016年12月9日。妊娠52天，体温37.6℃，恶寒怕冷减轻。舌脉如上。

方药：守上方，3剂。

三诊：2016年12月12日。最高体温37.7℃，口中热，恶心，纳差，便溏。舌淡红，苔薄白，脉细滑。

方药：小柴胡汤加味。

柴胡10g，炒黄芩5g，党参10g，半夏9g，炙甘草5g，生姜3片，大枣5枚，生扁豆15g，莲子15g，3剂。

四诊：2016年12月15日。妊娠58天，清晨体温37.3℃，下午体温36.8℃，恶心呕吐。舌稍红，苔薄白，脉细滑。

方药：小柴胡汤加味。

柴胡10g，炒黄芩5g，党参10g，半夏9g，炙甘草5g，生姜3

片，大枣5枚，龟甲10g，鳖甲10g，苏梗10g，4剂。

五诊：2016年12月19日。孕62天，体温降至正常。

方药：守上方，3剂。

【按语】《伤寒论》："伤寒六七日，发热微恶寒，支节烦疼，微呕，心下支结，外证未去者，柴胡桂枝汤主之。"又说："伤寒中风，有柴胡证，但见一证便是，不必悉具。"遵古训，知变通。

妊娠高热2天案

陈某，女，25岁。初诊：2009年8月24日。

患者妊娠36天，发热2天，体温39.2℃，出汗身冷，喷嚏咳嗽，头痛腰酸，口渴。血常规检查正常。舌稍红，苔薄白，脉浮数。

中医诊断：妊娠发热（暑热）。

治法：清暑退热。

方药：苎麻根45g，蛇莓45g，大青叶10g，寒水石30g，淡豆豉10g，六一散20g，香薷10g，薄荷6g（后入），金银花15g，

3剂。

二诊： 2009年8月27日。发热退清。

【按语】天暑地热，云蒸水沸。妇如燔炭，子若探汤。救火为急，退热唯安！

妊娠发热腹泻1个月案

金某，女，27岁。初诊：2013年7月29日。

患者妊娠48天，原因不明出现午后微热1个月，体温37.6℃，畏风；伴呕吐，汗出淋漓，发热至次晨退清，口渴喜饮，无鼻塞流涕，咽峡充血，二便可。尿常规检查：尿酮体弱阳性。血常规检查正常。舌淡红，苔根腻，脉滑。

中医诊断： 妊娠外感发热（湿重于热）。

西医诊断： 妊娠合并上呼吸道感染。

治法： 清利湿热，宣畅气机。

方药： 三仁汤加味。

杏仁10g，滑石15g，通草5g，厚朴5g，半夏10g，竹叶10g，

蔻仁5g(杵冲)，生薏苡仁30g，青蒿10g，白薇10g，秦艽10g，
3剂。

二诊： 2013年8月2日。午后微热未退，呕吐消失，大汗已
除，腹痛水泻3天，喷嚏。舌淡红，苔薄腻，脉细。

治法： 解暑和胃，利水燥湿。

方药： 胃苓汤加味。

香薷6g，桂枝6g，茯苓12g，猪苓10g，泽泻10g，炒白术
10g，苍术10g，厚朴10g，陈皮9g，生甘草5g，神曲10g，3剂。

三诊： 2013年8月5日。进药1剂，发热退，腹泻止，下腹疼痛
3天，昨天骨盆酸痛，持续1天，嗳气多。体检：下腹轻压痛，右侧
近脐处压痛略著，麦氏点无压痛。舌淡红，苔薄白，脉细。

治法： 调气止痛。

方药： 四逆散加味。

柴胡10g，枳壳10g，白芍10g，生甘草5g，薤白10g，槟榔5g，
砂仁3g(杵冲)，木香3g，沉香3g(冲)，3剂。

药后腹痛除。

【按语】暑湿外侵，身热汗出；湿浊内干，吐泻并怍。胃苓香
薷，药到病除。

妊娠怔忡1个月案

黄某，女，27岁。初诊：1981年11月29日。

患者生平胆怯，妊娠月余，心悸怔忡，心旌摇曳，不能自止，寐中梦多惊起，口渴喜饮，晨起口苦，咯痰欲呕，纳减，时觉腰痛，小便频数。舌淡红，苔薄白，脉细滑、尺弱。

中医诊断：妊娠怔忡（痰热中阻）。

治法：清热化痰，和胃安神。

方药：温胆汤合半夏汤加味。

竹茹9g，枳壳4g，陈皮5g，半夏6g，茯苓9g，秫米10g，远志6g，五味子4g，牡蛎15g，生甘草5g，4剂。

服药后心悸怔忡症状消失。

【按语】痰热熏心悸怔忡，梦扰咯呕证相同；清痰安神数温胆，《内经》半夏汤建功。

妊娠瘙痒45天案

黄某，女，38岁。初诊：2015年1月6日。

因"孕16⁺¹周，周身瘙痒45天"前来就诊。患者就诊时周身瘙痒明显，以下身为主；皮肤起淡红色丘疹，以夜间1~2点钟时瘙痒加重。恶心呕吐，胃纳差。生育史：2-0-2-2。舌淡红，苔薄白，脉细。

中医诊断：妊娠瘙痒（湿热郁表）。

西医诊断：妊娠瘙痒症？

治法：清热祛湿，搜风止痒。

方药：麻黄连翘赤小豆汤加味。

炙麻黄6g，连翘10g，赤小豆20g，杏仁10g，桑白皮10g，生甘草5g，生姜3片，大枣6枚，地肤子10g，白鲜皮10g，半夏10g，陈皮10g，3剂。

二诊：2015年1月9日。瘙痒缓解，已不影响睡眠。

1月7日辅助检查：总胆红素11μmol/L（正常值3.4~21.1μmol/L），直接胆红素3.2μmol/L（正常值<6.8μmol/L），间接胆红素7.8μmol/L（正常值3.1~17μmol/L），碱性磷酸酶44U/L（正常值35~100U/L），总胆汁酸1.2μmol（正常值<14μmol/L），甘胆酸1.38μmol/L（正常值<5.8μmol/L），其余指标均正常。

方药: 守上方, 6剂。

三诊: 2015年1月15日。身痒已除。

【按语】妊娠身痒每多见, 如卧针毡实难眠; 麻黄连轺赤豆汤, 祛病止痒效如仙。

妊娠合并蛋白尿案

徐某, 女, 28岁。初诊: 2018年2月7日。

因 "发现尿蛋白5天" 就诊。患者孕9^{+3}周, 小腹疼痛。2月3日尿常规检查: 尿蛋白(+); 2月7日复查尿蛋白(+), 尿糖(+)。生育史:1-0-0-1。舌淡红, 苔薄白, 脉滑。

西医诊断: 妊娠蛋白尿待查。

治法: 益气补肾收敛。

方药: 蝉蜕9g(原方开金蝉花, 无货), 生黄芪15g, 金樱子20g, 僵蚕10g, 炒白芍15g, 莲蓬10g, 茯苓15g, 莲子15g, 玉米须20g, 玉竹15g, 5剂。

二诊: 2018年2月11日。复查尿常规: 尿蛋白(-), 尿糖

（一）。咳嗽，舌脉如上。

方药： 守上方，加杏仁10g，3剂。

三诊： 2018年2月15日。孕10⁺⁴周天，复查尿常规正常。

【按语】中医没有相应的诊断病名。金蝉花有改善肾功能作用，有人用来消除尿蛋白。蝉蜕、生黄芪、金樱子有控制尿蛋白作用；僵蚕、玉米须、玉竹有降血糖作用。当辨证论治无法面对微观病变时，辨病论治是唯一的治疗手段。

妊娠石淋尿血案

林某，女，24岁。初诊：2007年11月26日。

患者妊娠173天，无意中发现肉眼血尿1天，小便常规检查：红细胞（++++）。无尿痛尿急，有咳嗽。B超检查发现右肾上极和中极各见一枚直径0.5cm大小结石。舌淡红，苔薄白，脉滑。

中医诊断： 妊娠石淋（血热肾虚）。

西医诊断： 中期妊娠，右肾结石。

治法: 滋肾清热凉血。

方药: 旱莲草30g, 苎麻根30g, 小蓟15g, 大蓟15g, 车前子10g(包), 侧柏叶20g, 3剂。

二诊: 2007年11月29日。小便清澈如初, 尿常规检查红细胞消失。

【按语】妊娠石淋尿血, 以顾护婴儿为重, 以排石为次, 这是治疗原则。

妊娠高血压综合征案

陈某, 女, 27岁。初诊: 1994年9月15日。

患者妊娠8.5个月, 下肢凹陷性水肿十分明显, 压之没指, 肿至大腿部, 测体重为85kg, 较1个月前增加9kg。咳嗽痰黄, 口渴多饮, 小便短频, 尿常规检查2次, 均属正常。舌淡红, 苔薄白, 脉细。

中医诊断: 妊娠水肿(肺热痰结, 气滞湿留)。

治法: 清肺行气, 利水渗湿。

方药: 桑白皮12g, 鲜冬瓜皮60g, 茯苓皮45g, 泽泻10g, 赤小豆50g, 大腹皮12g, 白术30g, 杏仁10g, 车前子10g(包), 天仙藤12g, 猪苓10g, 玉米须15g, 3剂。

另甘松300g, 分3日, 水煎液浸脚。嘱多食鲤鱼。

二诊: 1994年9月19日。体重减至81kg, 咳嗽多痰。舌脉如上。

方药: 守上方, 加桔梗5g, 姜皮12g, 6剂。

三诊: 1994年9月26日。尿常规检查: 蛋白(+++), 白细胞(+), 血压150/105mmHg。舌淡红, 苔薄白, 脉弦。

西医诊断: 妊娠高血压综合征。

治法: 清热平肝, 利水渗湿。

方药: 羚角钩藤汤加减。

钩藤20g(后入), 羚羊角3g(调冲), 冬桑叶12g, 菊花12g, 生地黄15g, 生白芍15g, 茯苓皮30g, 竹茹12g, 浙贝母10g, 石决明30g(先入), 泽泻12g, 地龙10g, 3剂。

复方罗布麻片, 每次2片, 每日3次口服。

四诊: 1994年9月29日。血压140/80mmHg, 尿蛋白(++), 体重80kg。舌稍红, 苔薄白, 脉细。

治法: 清热平肝, 利水渗湿。

方药: 羚羊角2g（调冲），钩藤20g（后入），石决明30g（先入），怀牛膝15g，桑寄生15g，玉米须30g，蝉蜕8g，生黄芪12g，茯苓皮30g，鲜冬瓜皮30g，天仙藤12g，赤小豆45g，3剂。

1994年9月30日，患者顺利分娩一婴儿。

【按语】妊娠高血压综合征是临床十分凶险的疾病，严重危害妇婴的生命安全。该案在孕晚期半个月之内降低血压，减少蛋白尿，保证正常分娩，起到积极的作用。

妊娠合并乙型肝炎活动期案

黄某，25岁。乙肝患者，妊娠4个月，困顿无力。肝功能检查：乙肝病毒表面抗原（HbsAg）（+），乙肝病毒核心抗体（HbcAb）（+），乙肝病毒e抗体（HbeAb）（±），谷丙转氨酶（SGPT）459U/L，谷草转氨酶（SGOT）468U/L。舌淡红，苔薄白，脉细。

西医诊断: 妊娠合并乙型肝炎活动期。

治法: 疏肝健脾，清利湿热。

方药: 茵陈蒿15g，炒栀子8g，扁叶铁线蕨15g，平地木

15g，泽泻10g，神曲10g，金钱草12g，柴胡8g，茯苓10g，白术10g，山药15g，薏苡仁20g，8剂。

二诊：肝区隐痛，小便色黄。肝功能化验示SGPT（谷丙转氨酶）265U/L，SGOT（谷草转氨酶）275U/L。舌脉如上。

方药：守上方加谷麦芽各10g，15剂。

三诊：无不适，舌脉如上。

方药：茵陈蒿12g，炒栀子8g，金钱草12g，平地木15g，扇叶铁线蕨15g，神曲10g，茯苓12g，莲子15g，白扁豆15g，薏苡仁15g，太子参12g，车前草10g，5剂。

四诊：肝区痛除。肝功能化验示SGPT 120U/L，SGOT 102U/L。舌脉如上。

方药：守上方，10剂。

五诊：倦怠，难寐，纳可。舌脉如上。

治法：健脾，清肝，安神。

方药：太子参12g，山药15g，莲子15g，薏苡仁20g，垂盆草12g，金钱草12g，平地木12g，扇叶铁线蕨15g，合欢花12g，夜交藤15g，茵陈蒿10g，炒栀子8g，12剂。

药后孕已6个月，肝功化验正常（SGPT 42U/L，SGOT 30U/L）。

【按语】《内经》云："知肝传脾，当先实脾。"今肝经湿热，脾气已虚。泻肝，茵陈栀子之属；补脾，苓术莲扁相伍。（注：该案收录于《妇科用药400品历验心得》中，该书的格式无诊治日期。）

妊娠合并肝功能损伤案

钱某，30岁。初诊：2012年5月31日。

患者孕4个月。5月23日肝功能检查：ALT（谷丙转氨酶）92U/L（正常值为1~50U/L），AST（谷草转氨酶）65U/L（正常值为1~50U/L）。既往无肝炎病史。服用肝得健胶囊8天后，5月30日复查肝功能：ALT117U/L，AST57U/L。就诊时，胃纳欠佳，傍晚腹胀明显，倦怠，尿黄，大便正常。舌淡红，苔薄白，脉滑。

中医诊断：妊娠腹胀（脾虚肝旺）。

西医诊断：妊娠期肝损害。

治法：健脾益气，清利湿热。

方药：太子参12g，茯苓10g，白术10g，白扁豆15g，薏苡仁

20g，平地木15g，鸡骨柴10g，茵陈10g，谷麦芽各10g，五味子5g，槟榔6g，鸡内金6g，7剂。

二诊： 2012年6月6日。腹胀好转，胃纳一般，胃脘部不适，倦怠好转，大便正常。肝功能检查：ALT82U/L。舌脉如上。

方药： 守上方，加佛手10g，7剂。

三诊： 2012年6月12日。晨起口苦，易疲劳，余无不适。舌脉如上。

方药： 守5月31日方，加垂盆草15g，7剂。

四诊： 2012年6月19日。肝功能检查示ALT66U/L。左侧卧位时左胁肋部隐痛，无口苦，余无不适。舌脉如上。

治法： 疏肝健脾，清利湿热。

方药： 川楝子10g，太子参12g，茯苓12g，山药15g，麦芽12g，平地木15g，鸡骨柴12g，五味子5g，垂盆草15g，合欢花10g，茵陈10g，车前子5g（包），7剂。

2012年7月6日。肝功能复查：ALT22U/L，AST20U/L。

【按语】五味子单味或与其他保肝中药配伍用于急、慢性肝损伤的治疗，可促进损伤肝细胞的修复，降低血清ALT活性。这是妊娠肝损加用五味子的依据。

妊娠合并总胆汁酸增高案

狄某，女，41岁。初诊：2015年3月17日。

因"停经28⁺⁴周，甘胆酸增高半个月"就诊。患者月经规则，周期30天，经期5天，末次月经2014年8月29日来潮。定期孕期产检一切正常。半月前发现甘胆酸28.76μmol/L，未做处理。3月7日复查甘胆酸29.45μmol/L（正常值＜5.8μmol/L），总胆汁酸18.7μmol/L（正常值0~12μmol/L）。予熊去氧胆酸胶囊口服对症治疗。3月17日复查总胆汁酸23.7μmol/L。1周前，患者偶有腹部皮肤瘙痒，查肝功能正常。3月13日B超检查：单胎，胎儿存活，胎位LOA，羊水指数220mm。胃纳可，夜寐可，二便调。生育史，1-0-1-1。舌淡红，苔薄白，脉细滑。

中医诊断： 妊娠身痒（肝郁湿热）。

西医诊断： 妊娠晚期，总胆汁酸增高。

治法： 疏肝理气，利胆退黄。

方药： 四逆散加减。

柴胡10g，枳壳10g，炒白芍10g，木香10g，金钱草12g，茵陈蒿10g，郁金6g，炒黄芩6g，制大黄6g，神曲10g，茯苓皮30g，炒谷芽10g，炒麦芽10g，7剂。

二诊：2015年3月27日。皮肤瘙痒消失，大便软，口干。总胆汁酸21.8μmol/L。舌脉如上。

方药：守上方，加郁金至10g，加大腹皮9g，玉米须10g，7剂。

三诊：2015年3月31日。大便较前变干。总胆汁酸17.7μmol/L。舌脉如上。

方药：守上方，加制大黄至10g，金钱草加至15g，7剂。

四诊：2015年4月14日。羊水指数208mm，无不适。总胆汁酸26μmol/L。舌脉如上。

方药：守上方，玉米须加至30g，大腹皮加至15g；加猪苓15g，车前子10g（包），7剂。

五诊：2015年4月21日。孕33[+4]周，昨自觉宫缩频繁，每日10多次。总胆汁酸12μmol/L。舌脉如上。

方药：中药守3月31日方，加大腹皮至12g，7剂。

六诊：2015年5月5日。孕35[+4]周，大便复干。4月28日测总胆汁酸5μmol/L，今测总胆汁酸19μmol/L。舌脉如上。

方药：守上方，7剂。

七诊：2015年5月12日。孕36[+4]周，总胆汁酸10.3μmol/L。

舌脉如上。

方药: 守上方, 7剂。

停药之后, 患者总胆汁酸正常, 安全分娩。

【按语】胆汁酸代谢包括肝胆循环与肝肠循环。降低胆汁酸, 改善肝胆循环, 需要疏肝利胆, 如四逆散、木香、金钱草、茵陈蒿、郁金之属; 降低胆汁酸, 改善肝肠循环, 需要泻下, 用大黄之属。

妊娠合并甲状腺功能亢进案

林某, 女, 28岁。初诊: 2013年1月11日。

患者此前曾因不孕症接受治疗, 现已怀孕, 末次月经2012年11月3日。4年前曾有甲状腺功能亢进病史, 今测甲功三碘甲状原氨酸3.22nmol/L(1.34~2.73 nmol/L), 甲状腺素159.89nmol/L(78.38~157.40nmol/L), 促甲状腺素0.159μIU/mL(正常值0.34~5.6μIU/mL)。心率90次/分。舌淡红, 苔薄白, 脉滑数。

西医诊断: 妊娠合并甲状腺功能亢进。

治法: 清肝益肾。

方药: 夏枯草10g, 钩藤10g, 白芍10g, 茯苓10g, 炒黄芩6g, 桑寄生15g, 旱莲草15g, 杜仲10g, 白术10g, 7剂。

二诊: 2013年1月18日。心率95次/分, 舌脉如上。

方药: 守上方, 加苎麻根15g, 牡丹皮6g, 7剂。

三诊: 2013年1月26日。甲功检测结果示三碘甲状原氨酸3.14nmol/L (正常值1.34～2.73nmol/L), 甲状腺素153.8nmol/L (正常值78.38～157.40nmol/L), 促甲状腺素0.388μIU/mL (正常值0.34～5.6μIU/mL)。舌脉如上。

方药: 中药守上方, 加玄参10g, 14剂。

四诊: 2013年2月14日。心率66次/分。舌淡红, 苔薄白, 脉滑。

方药: 守上方, 加知母10g, 14剂。

五诊: 2013年2月28日。三碘甲状原氨酸3.3nmol/L (正常值1.34～2.73 nmol/L), 甲状腺素166.82nmol/L (正常值78.38～157.40 nmol/L), 促甲状腺素0.388μIU/mL (正常值0.34～5.6μIU/mL)。心率92次/分。舌淡红, 苔薄白, 脉滑数。

方药: 夏枯草12g, 钩藤12g, 白芍12g, 菊花10g, 龙胆草

5g, 炒黄芩6g, 茯苓10g, 石斛12g, 苎麻根15g, 旱莲草15g, 磁石15g, 28剂。

六诊: 2013年3月14日。心率74次/分, 大便稍软。舌淡红, 苔薄白, 脉滑。

方药: 守上方, 加白术10g, 14剂。

七诊: 2013年3月28日。心率78次/分。腰部微酸。舌淡红, 苔薄白, 脉滑。

方药: 守上方, 加女贞子10g, 14剂。

八诊: 2013年4月1日。心率87次/分, 口渴。舌淡红, 苔薄白, 脉滑略数。

方药: 守2月28日方, 加知母10g, 21剂。

九诊: 2013年5月2日。心率74次/分, 甲状腺功能检测全部正常, 三碘甲状腺原氨酸2.68nmol/L (正常值1.34~2.73 nmol/L), 甲状腺素155.07nmol/L (正常值78.38~157.40 nmol/L), 游离三碘甲状腺原氨酸4.8pmol/L (正常值3.8~6.0 pmol/L), 游离甲状腺素8.51pmol/L (正常值7.86~14.14 pmol/L), 促甲状腺激素0.991mIU/L (正常值0.34~5.6mIU/L)。

方药: 守上方, 28剂。

十诊: 2013年5月30日。孕7个月, 咳嗽, 有痰, 色绿。舌淡红，苔薄白，脉滑。

方药： 竹茹10g，瓜蒌皮10g，桔梗5g，甘草5g，芦根20g，钩藤10g，黄芩6g，枇杷叶10g，鱼腥草15g，苎麻根15g，14剂。

十一诊： 2013年6月15日。心率78次/分，咳痰消失，腰酸。舌脉如上。

方药： 钩藤12g，黄芩6g，焦栀子10g，旱莲草20g，桑寄生15g，白术10g，苎麻根20g，白芍12g，夏枯草10g，14剂。

2013年7月5日。甲状腺功能常规检测：三碘甲状腺原氨酸2.4ng/L（正常值2.5～3.9ng/L），游离甲状腺素14.7ng/L（正常值5.8～16.4 ng/L），促甲状腺激素1.287μIU/mL（正常值0.34～5.6μIU/mL），甲状腺结合球蛋白抗体17.5IU/mL（正常值0～115.0 IU/mL），甲状腺过氧化物酶抗体26.5IU/mL（正常值0～34.0IU/mL）。

7月24日剖宫产顺利生下一2.9kg男婴，分娩前后无甲亢现象发生。

【按语】轻度甲状腺功能亢进，临床没有典型症状，中医没有相应的诊断。辨证大多属于肾水不足，肝火亢盛。因此，治疗原则常是滋阴清肝。

子嗽3个月案

陈某，女，28岁。初诊：2019年5月22日。

因"孕25周，反复咳嗽3个月余"就诊。患者3个月前外感发热，最高体温38.8℃，热退后出现咳嗽，症状反复，时有痰时干咳，夜间平卧时尤甚，高枕可缓解；伴胸闷，咳甚时少腹疼痛。今咳嗽未止。无畏风寒，无鼻塞流涕，偶感口干，纳可便调。以往有"妊娠糖尿病"病史，空腹血糖为4.87mmol/L，餐后血糖波动在8.9~11.2mmol/L。生育史：1-0-2-1。舌淡红，苔薄白，脉细滑。

中医诊断：子嗽（燥邪犯肺）。

治法：养阴润肺止咳。

方药：百合固金汤加减

生地黄12g，熟地黄12g，麦冬9g，川贝粉3g（吞），百合15g，炒白芍10g，当归6g，炙甘草5g，玄参12g，桔梗6g，桑白皮10g，诃子10g，7剂。

二诊：2019年5月29日。咳嗽减轻，舌脉如上。

方药：桑杏汤加减。

桑叶10g，杏仁10g，川贝粉5g（吞），北沙参15g，梨皮一个，天花粉12g，麦冬10g，天冬10g，百合30g，诃子10g，桑白皮10g，地骨皮10g，7剂。

三诊：2019年6月5日。咳嗽近愈，咽干。舌脉如上。

方药：守上方，加芦根30g，7剂。

【按语】肺为娇脏，不容纤疴；燥邪伤金，润肺为上。

• 妊娠腹胀6个月案

李某，女，33岁。初诊：2017年5月9日。

妊娠6个月，一直食后脘胀嗳气，肠鸣音明显，矢气难排；腰部酸胀，臀部、下肢酸痛；口腔溃疡月发1次，晨起咽痛，不咳嗽，吐痰色黄带血丝；入睡难，夜尿频、每晚小便2~3次，大便干结难解。舌淡红，苔薄白，脉细滑。

中医诊断：妊娠腹胀（气机阻滞，腑气不通）。

治法：理气消胀。

方药：天仙藤10g，槟榔6g，枳壳5g，佛手10g，甘松10g，苏梗6g，炒栀子10g，升麻10g，荔枝壳5个，酸枣仁15g，4剂。

二诊：2017年5月13日。脘胀已除，肠鸣消失，余候如上。舌淡红，苔薄白，脉细滑。

治法： 安神，理气，润便。

方药： 酸枣仁12g，柏子仁12g，远志10g，石菖蒲10g，合欢花10g，天仙藤10g，荔枝壳5个，火麻仁10g，5剂。

【按语】妊娠机括不灵，气道阻滞易见；怀胎腹胀六月，调理气机为先。

妊娠虚恭案

庄某，女，24岁。初诊：2011年5月5日。

患者原发不孕1年10个月，经过治疗，尿妊娠试验阳性。大便虚恭（欲便无便），肛门下坠，日解3~4次，量少不顺，成形或如羊矢状。舌淡红，苔薄白，脉细。

中医诊断： 妊娠虚恭（中气下陷）。

方药： 补中益气汤加味。

黄芪15g, 党参15g, 白术10g, 陈皮6g, 升麻6g, 当归5g, 炙甘草6g, 肉苁蓉15g, 胡桃肉30g, 枸杞子15g, 5剂。

二诊: 2011年5月6日。肛门下坠消失, 大便顺利, 次数正常, 肠鸣。舌脉如上。

方药: 守上方, 去枸杞子、胡桃肉, 加槟榔6g, 5剂。

【按语】妊娠大便虚恭, 是中气下陷、流产的先兆, 应该十分注意, 及早治疗, 以免铸成大错。

子悬肩息3个月案

郑某, 女, 31岁。初诊: 2017年10月19日。

因"孕7个月余, 呼吸困难3个月"就诊。患者3个月来, 自觉呼吸困难, 胸闷, 每需抬肩深吸, 天突内陷, 鼻翼外扇, 影响睡眠。曾吸氧2次无效。面部皮肤脱屑, 口渴。舌淡红, 苔薄白, 脉细滑。

诊断: 子悬(肺肾两虚)。

治法: 补肺益肾。

方药: 生脉散加味。

生晒参6g（调冲），麦冬10g，五味子6g，胡桃肉30g（杵冲），沉香1g（冲），蛤蚧1只（尾研吞，余入煎），山茱萸12g，杜仲10g，枸杞子10g，2剂。

二诊: 2017年10月21日。因自行将生晒参泡服，诸症未见改善。B超检查：宫内单活胎，如孕32周。子宫动脉阻力指数S/D2.91，羊水指数201mm，胎盘下缘距离宫内口＞30mm。舌脉如上。

方药: 守上方，生晒参（调冲）改为10g，山茱肉改为20g，枸杞子改为15g，3剂。

三诊: 2017年10月25日。自觉呼吸困难减轻，深吸气频率减少。舌淡红，苔薄白，脉细滑。

方药: 生晒参（调冲）12g（调冲），麦冬10g，五味子9g，胡桃肉30g（杵冲），沉香1g（冲），蛤蚧1只（尾研吞，余入煎），山茱肉20g，枸杞子15g，覆盆子15g，3剂。

四诊: 2017年10月28日。呼吸困难明显好转，正常呼吸5～6次后，才出现深呼吸1次。纳可，大便稍软，泛酸。舌脉如上。

方药: 守上方，生晒参加至15g，五味子加至12g；加炒白术12g，4剂。

药后一切正常。

【按语】肺脏虚者，中气不足；肾脏弱者，气逆无根。益肺则中气强，补肾则气纳敛。

子晕黑蒙昏厥4次案

黄某，女，30岁。初诊：2017年5月8日。

因"妊娠期间晕厥4次"就诊。患者停经88天，妊娠至今已晕厥4次。晕厥前眼前黑蒙，全身无力，冒汗，意识淡漠。在当地经过治疗，妊娠剧吐较前缓解，胃纳仍差，二便调。自诉每日只用经炒陈仓米煮粥维生。今早患者就诊测量血压时，又突然出现面色惨白，呼吸困难，乏力欲倒，立即去急救室吸氧。测得当时血压为80/50mmHg。观患者形体消瘦，面色苍白。舌淡红，苔薄白，脉细软。

中医诊断：子晕（气虚气阻）。

治法：益气调气。

方药：长生活命丹加味。

红参3g（调冲），逐渐递加至9g，锅巴100g，炒白术10g，佛手10g, 苏梗10g, 5剂。

二诊: 2017年5月13日。因患者顾忌, 不敢用补, 未用红参。舌脉如上。

方药: 守上方, 5剂。

三诊: 2017年5月18日。患者红参用量过少, 小于3g, 或觉脘胀。舌脉如上。

方药: 守上方, 加甘松10g, 砂仁5g(冲), 5剂。

四诊: 2017年5月23日。症状、舌脉如上。吩咐患者放胆使用红参。

方药: 红参5g(调冲), 陈炒米100g, 炒白术10g, 半夏10g, 佛手10g, 7剂。

五诊: 2017年5月31日。5月27日晚晕厥1次。今天精神佳, 面色红润, 咽干。舌淡红, 苔薄白, 脉细滑。

方药: 守上方, 加苏梗10g, 7剂。

六诊: 2017年6月7日。子晕未再发生, 每餐已经可进1碗饭, 腰痛。舌淡红, 苔薄白, 脉细滑。

方药: 守5月23日方, 加杜仲10g, 7剂。

续诊: 2017年7月3日。每餐进2碗饭, 已经恢复上班。

【按语】平人绝谷，不过7天；呕吐少食，生命难延。参术锅巴，延续生气；佛手苏梗，胃和食添。

胚胎移植后反复梦交案

李某，女，35岁。初诊：2013年4月8日。

因"胚胎移植后15天，梦交6天"就诊。患者于3月24日行胚胎移植，今测HCG 1264IU/L。平素经前或同房后常发生梦交，近期次数频繁，6天之内发生3次，心中惶恐。胃脘不适。舌淡红，苔薄白，脉滑。

中医诊断： 妊娠梦交（心阴不足，心火偏旺）。

治法： 滋阴清火，镇静安神。

方药： 黄连阿胶汤加减。

银镯1只（煎汤代水），黄连1g，鸡子黄1个（打冲），白芍10g，苎麻根20g，桑寄生10g，竹茹10g，龙骨20g，茯苓10g，7剂。

二诊： 2013年4月30日。胃脘转舒，易惊。舌脉如上。

方药： 守上方，加龙齿20g，7剂。

三诊：2013年5月9日。已无梦交发生。B超见宫内活胎，顶臀长约20mm。便溏频，舌脉如上。

方药：七味白术散加神曲10g，炒谷芽10g，炒麦芽10g，7剂。

【按语】妊娠阴虚，心火易燎；梦交频作，心旌动摇。银器龙骨，重镇心神；滋阴清火，黄连阿胶。

胎前产后咳嗽3个月案

汤某，女，32岁。初诊：2019年3月22日。

因"咳嗽咳痰3个月余"就诊。患者2019年2月28日顺产一女，体重2.9kg。产前2个月开始咳嗽、咳痰，无发热，偶有咽喉肿痛。产后1日，胸部CT检查诊断为肺炎。曾多地就诊，口服各种西药（具体不详），仍反复发作。今咳嗽咽痒，痰白质黏、难以咯出，接触刺激性气味及食物即咳。无恶寒发热，无咽痛鼻塞，多汗口干。胃纳可，夜寐欠佳，二便调。生育史：1-0-1-1。过敏史：否认过敏史。舌淡红，苔薄腻，脉濡。

中医诊断: 妊娠咳嗽(痰热)。

治法: 清热化痰,生津止咳。

方药: 温胆汤加味。

鲜竹沥2支(冲),姜半夏9g,陈皮9g,茯苓10g,炒枳壳10g,甘草6g,浙贝母10g,海浮石30g,瓜蒌皮10g,海浮石20g,炒莱菔子10g,桔梗6g,芦根15g,3剂。

二诊: 2019年3月25日。咳嗽偶作,痰已不多,较黏。舌脉如上。

方药: 姜半夏9g,陈皮9g,茯苓10g,甘草6g,炒枳壳10g,川贝5g(吞服),海浮石30g,天花粉12g,芦根20g,木蝴蝶5g,5剂。

三诊: 2019年3月30日。咳嗽续减。舌脉如上。

治法: 清热化痰,养阴止咳。

方药: 姜半夏9g,陈皮9g,茯苓10g,炒枳壳10g,甘草6g,川贝3g(吞服),南沙参15g,桔梗9g,天花粉10g,芦根15g,5剂。

四诊: 2019年4月3日。咳嗽近愈,躁热,出汗已除。舌脉如上。

方药: 守上方,加枇杷叶12g,7剂。

【按语】温胆汤是治疗痰湿咳嗽的主要方剂,化裁变通,适用于不同类型的痰湿咳嗽。

羊水过少案

姚某,女,27岁。初诊:2016年8月13日。

因"孕6个月余,发现羊水过少2天"就诊。患者孕6个月余,偶感倦怠乏力。8月4日因"羊水偏少(最深前后径26mm)"入住某医院,每日予补液、克赛针等治疗。8月11日B超检查:宫内活胎,双顶径59mm,股骨长55mm,胎盘附着于子宫前壁,胎盘功能I级,厚52mm,羊水指数20/20/12/14mm。提示:宫内单活胎,如孕27$^+$周;胎盘增厚;羊水偏少。舌淡红,苔薄白,脉细滑。

中医诊断: 胎水过少(气阴亏虚)。

西医诊断: 中孕;羊水过少。

治法: 益气养阴。

方药: 生黄芪15g,玉竹15g,黄精15g,石斛15g,白扁豆15g,桑椹20g,覆盆子20g,山药20g,旱莲草15g,龟甲胶10g(烊化),5剂。

二诊：2016年8月19日。8月16日B超检查示胎儿双顶径63mm，股骨长55mm，羊水指数21/25/22/31mm；胎盘厚35mm，Ⅰ级，下缘距离宫内口38mm。提示宫内单活胎，胎头如孕26⁺周，股骨长如孕30周，羊水量正常。于8月16日出院。患者自诉心悸，影响睡眠，心率112次/分。舌淡红，苔薄白，脉细数。

方药：生黄芪15g，玉竹15g，黄精15g，石斛15g，白扁豆15g，桑椹20g，覆盆子20g，山药20g，旱莲草15g，龙齿20g，茯神10g，7剂。

三诊：2016年9月2日。服上药后心悸缓解，两周后复查羊水指数80mm。舌脉如上。

方药：守8月19日方，14剂。

9月22日B超复查：宫内单活胎，如孕33⁺周；羊水指数12/33/25/20mm。

【按语】胎水为阴液，阴生液亦长；气足液方运，益气养阴方。

羊水过多案

王某，女，35岁。初诊：2018年10月6日。

因"孕28周，发现羊水过多10天"就诊。患者末次月经2018年3月20日来潮。9月18日自觉胸闷气喘，耳鸣，腹胀，于某医院行B超检查显示宫内妊娠（单活胎），羊水指数62/54/64/25mm。诊断羊水偏多，指数最高达260mm。9月30日测AFP199.9IU/mL。10月4日B超示羊水指数240mm，脐动脉血流指数S/D27，PI1.03，RI0.63，宫内妊娠28周⁺⁴日。未予处理。近10余天持续胸闷、耳鸣、夜尿频、尿短、每晚4~5次，胃纳可，口苦，夜寐安，大便干结、3~4日一解，需用开塞露通便，两下肢无水肿。既往体健，否认高血压、糖尿病史，否认药物及食物过敏史。生育史：妊娠4次，分娩1胎，剖宫产。舌淡红，苔薄白，脉滑。

中医诊断：子满（脾失健运，肺气不宣）。

治法：温阳化气，宣肺利水。

方药：五苓散合葶苈大枣泻肺汤加味。

桂枝5g，茯苓皮30g，生白术30g，泽泻12g，猪苓15g，葶苈子10g，大枣5枚，车前子10g（包），郁李仁6g，大腹皮10g，槟榔5g，鲤鱼1条，3剂。

二诊：2018年10月9日。腹胀减轻，已无胸闷，呼吸顺畅，尿量增加，大便仍干，口苦除，耳闷。舌脉如上。

方药：守上方，郁李仁加至10g，加通草6g，4剂。

三诊：2018年10月13日。尿量多，大便正常，无胸闷，羊水指数240mm。

方药：桂枝6g，茯苓皮30g，炒白术10g，泽泻10g，猪苓15g，葶苈子10g，大枣5枚，车前子10g（包），冬瓜皮50g，郁李仁10g，槟榔10g，大腹皮12g，淡竹叶12g，5剂。

四诊：2018年10月18日。每小时解小便1次，尿量多。舌脉如上。

方药：守上方，加乌药5g，6剂。

五诊：2018年10月24日。羊水指数190mm，大便正常，尿量正常，口腻。舌淡红，苔薄腻，脉滑。

方药：守上方，加生姜皮12g，7剂。

【按语】妊娠胸闷为子满，皆因胎水多生胀；葶苈大枣泻肺水，温脾利水五苓散。

磷脂抗体综合征反复流产案

项某，女，25岁。初诊：2002年10月5日。

患者分别于2001年10月孕70多天、2002年2月孕50多天、2002年5月孕30多天而自然流产。检测抗精子抗体阴性，抗子宫内膜抗体IgM弱阳性、IgG阴性；抗心磷脂抗体IgG1.41、IgA1.18（均高于正常值）、IgM正常范围。夫妻染色体检查正常。月经周期28~30天，经期2~3天，经量少，色紫，无血块，无痛经。经前无不适，纳便正常。生育史：0-0-3-0。白带量多，色黄。宫颈分泌物检测解脲支原体阳性。药敏试验：罗红霉素敏感。末次经期9月28日来潮。目前暂时避孕。妇科检查：外阴无殊，阴道通畅；子宫颈轻度柱状上皮外移，宫体前位，大小正常，活动，质地中等，压痛；两侧附件压痛。舌淡红，苔薄白，脉细。

中医诊断： 滑胎（瘀热互结）。

西医诊断： ①习惯性流产（磷脂抗体综合征）；②解脲支原体感染；③盆腔炎症性疾病后遗症。

治法： 调气清湿热。

方药： 四逆清带汤（自拟方）。

柴胡10g，枳壳10g，白芍10g，生甘草6g，败酱草10g，大血藤15g，椿根皮15g，半枝莲15g，土茯苓15g，蒲公英15g，大蓟

15g，小蓟15g，萆薢15g，10剂。

罗红霉素片，每次0.15g，1日2次，夫妻同时服用。

二诊：2002年11月5日。食欲不振，末次月经10月26日来潮，舌脉如上。

治法：清热解毒，消食助运。

方药：仙方活命饮加味。

金银花12g，防风10g，白芷10g，当归6g，陈皮8g，白芍10g，天花粉10g，制乳香4g，制没药4g，皂角刺15g，蒲公英15g，败酱草12g，鸡内金5g，谷芽10g，麦芽10g，生甘草5g，5剂。

三诊：2002年11月18日。抗心磷脂抗体试验阳性，舌脉如上。

治法：活血清湿热。

方药：丹参12g，益母草12g，牡丹皮10g，茵陈12g，炒栀子10g，赤芍10g，制大黄6g，土茯苓15g，泽兰10g，蒲公英15g，败酱草12g，15剂。

四诊：2002年12月14日。检测解脲支原体阴性。末次经期11月19日来潮。下肢酸重，头晕，恶心，大便软，纳欠。舌稍红，苔薄白，脉细。

治法：清肝和胃。

方药: 黄连温胆汤加味。

黄连4g,半夏10g,陈皮10g,茯苓10g,枳壳8g,竹茹10g,炙甘草6g,神曲10g,炒谷芽10g,炒麦芽10g,杜仲12g,天麻10g,3剂。

五诊: 2002年12月19日。末次月经12月15日来潮,今已净,无不适。舌淡红,苔薄白,脉细。

治法: 活血清热。

方药: ACA1号方(自拟方)。

丹参10g,益母草15g,莪术10g,牡丹皮10g,赤芍10g,炒栀子10g,苎麻根20g,茯苓10g,山药15g,土茯苓15g,生地黄15g,35剂。

之后交接出血,上方加龟甲胶10g(烊冲);经期去丹参、莪术,加茵陈12g;经水将净时,改用败酱草10g,大血藤15g,椿根皮15g,半枝莲15g,土茯苓15g,蒲公英15g,大小蓟各15g,草薢10g,地榆15g,槐花20g,贯众炭15g,阿胶10g(烊冲)。

续诊一: 2003年2月17日。末次经期2月5日来潮。抗心磷脂抗体试验阴性,抗子宫内膜抗体IgM弱阳性、IgG弱阳性。白带多,停止避孕。舌脉如上。

方药: ACA1号方,45剂,间断服药,以巩固疗效。

配合中药保留灌肠，每日1次。

续诊二：2003年7月1日。末次月经5月23日来潮，尿妊娠试验阳性，阴道少量出血4小时，恶心。舌脉如上。

收住入院保胎治疗，出血控制。B超检查：孕囊3.4mm×1.9mm×3.1cm，囊内胎心管搏动正常，抗心磷脂抗体试验阴性，TORCH试验阴性，阴道分泌物检查解脲支原体、人型支原体、衣原体阴性。于8月13日康复出院。8月16日阴道又出现少量出血，再次住院，经保胎治疗成功。10月14日随访，未见异常，继续服用保胎药物。之后顺利分娩，胎儿存活。

【按语】磷脂抗体综合征（ACA）是引起复发性流产的重要原因。ACA1号方清热活血，可以预防ACA引起的复发性流产。

母儿血型不合反复流产案

南某，女，30岁。初诊：2007年3月7日。

因2次死胎（分别于妊娠5个多月和7个多月）行引产术前来就诊。本人血型为O，丈夫血型为B，Ig抗B效价1：512。平时月经正常，经前、经期无不适，带下不多，纳寐二便正常。末次月经2月25日来潮，子宫内膜厚度7mm，右侧卵泡13mm×11mm。舌淡红，苔薄白，脉细。

中医诊断：惯堕胎（瘀热互结）。

西医诊断：母儿血型不合反复引起的胎儿宫内死亡。

治法：活血化瘀，清热凉血。

方药：ACA1号方。

丹参10g，益母草15g，莪术10g，牡丹皮10g，赤芍10g，炒栀子10g，苎麻根20g，茯苓10g，山药15g，土茯苓15g，生地黄15g，10剂。

坤灵丸，一次15丸，一日2次。

二诊：2007年3月17日。基础体温36.8℃，无不适，舌脉如上。

中药守上方，加旱莲草15g，7剂。

三诊：2007年3月26日。月经未潮，血绒毛膜促性腺激素206.28mIU/mL，Ig抗B效价1:512。舌脉如上。

方药：守上方，7剂。

绒毛膜促性腺激素针，每日1000U，肌内注射，连续10天。

叶酸酸片，每日0.4mg，口服。

四诊：2007年4月2日。外感咽痛，流涕色绿。舌脉如上。

3月29日性激素检查结果：雌二醇1189.0pmol/L，孕酮85.6nmol/L，绒毛膜促性腺激素930.59mIU/mL，TORCH阴性。

方药：桑菊饮加味。

桑叶10g，菊花10g，薄荷5g，桔梗6g，连翘10g，杏仁10g，生甘草6g，芦根15g，荆芥10g，蝉蜕5g，4剂。

五诊：2007年4月6日。咳嗽有痰、色绿，多涕。舌脉如上。

4月2日性激素检查结果：孕酮80.7nmol/L，绒毛膜促性腺激素5116.23mIU/mL。

方药：竹茹10g，芦根15g，瓜蒌皮10g，杏仁10g，前胡10g，牛蒡子10g，薄荷5g（后入），淡豆豉10g，茯苓10g，苎麻根15g，炒黄芩6g，木蝴蝶4g，4剂。

六诊：2007年4月16日。无不适，舌脉如上。

B超检查：宫内活胎7周大小。4月6日性激素检查结果：孕酮71.9nmol/L，绒毛膜促性腺激素22999.57mIU/mL。4月13日性激素检查结果：孕酮82.9nmol/L，绒毛膜促性腺激素91708.8mIU/mL。

方药：桑寄生15g，杜仲10g，续断12g，菟丝子12g，黄芩

6g, 苎麻根15g, 白术10g, 旱莲草15g, 白芍10g, 半夏10g, 佛手柑6g, 蔻仁5g(冲), 茵陈蒿6g, 陈皮10g, 茯苓10g, 14剂。

七诊： 2007年4月26日。足跟疼痛, 恶心。舌脉如上。

方药： 守上方, 加山药15g, 白扁豆20g, 7剂。

八诊： 2007年5月7日。无不适, 舌脉如上。

B超检查： 宫内活胎2个多月大小。4月25日测Ig抗B效价1:512强。

治法： 活血化瘀, 清热安胎。

方药： ACA2号方。

益母草20g, 桑寄生15g, 半夏9g, 白术20g, 赤芍10g, 茵陈蒿10g, 炒栀子10g, 苎麻根20g, 茯苓10g, 山药15g, 土茯苓10g, 佛手柑10g, 7剂。

此后, 均以ACA2号方加味, 连续进药56剂。其间, 5月30日测Ig抗B效价1:512强; 5月28日B超检查示宫内活胎约13周。

2007年7月2日以后, ACA2号方连续服用84剂。7月25日测Ig抗B效价1：256; 8月23日测Ig抗B效价1：512。7月23日B超检查: 宫内活胎5个月大小; 8月20日B超检查: 宫内活胎近6个月大小; 9月10日B超检查: 宫内活胎6.5个月大小; 9月18日B超检查: 宫内活胎近7个月大小。无不适, 舌脉如上。

2007年9月27日。产前检查: 雌三醇13.6ng/mL, 三维B超宫内单胎存活, 孕29周, 臀位。Ig抗B效价1:256。

此后连续服用ACA2号方35剂。

2007年11月7日。血压检测: 138/74mmHg。舌脉如上。

方药: ACA2号方加钩藤15g(后入), 珍珠母30g(先入), 7剂。

2007年11月14日。血压检测: 126/78mmHG, Ig抗B效价1:156。无不适, 舌脉如上。

方药: 守上方, 续进7剂。

2007年11月26日正常分娩一体重3.5kg的健康女婴。

【按语】母儿血型不合引起的复发性流产, 是一种同族血型免疫性疾病, 可引起胎儿红细胞凝集破坏, 导致胎儿或新生儿免疫性溶血症。清热活血法是预防该病发生的方法之一。

恶露不绝4个月案

李某, 女, 36岁。初诊: 2017年11月8日。

因"剖宫产后阴道出血4个月未净"就诊。2017年7月11日剖宫产一男婴,体重7.6斤,现人工喂养。产后至今始终有鲜红色或暗红色阴道出血,其间于外院及本院予中药及葆宫止血颗粒、益母草颗粒治疗。11月2~6日,阴道出血干净。11月7日,又开始出现中等量暗红色出血,无腹痛,腰酸明显,乏力,脱发,尿频,尿不尽。生育史:1-0-0-1(剖)。10月31日,白带常规检查:正常。人乳头瘤病毒检查阴性,宫颈液基薄层细胞检测阴性。B超检查:子宫内膜厚度4mm,宫体三径之和14cm。妇科检查:外阴正常,阴道通畅,宫颈软,宫口收缩正常,有少量暗红色血性液体;宫体前位,正常大小,质地中等,活动,无压痛;两附件无压痛。舌淡红,苔薄白,脉细。

中医诊断: 产后恶露不绝(气虚)。

治法: 补中益气,升阳止血。

方药: 补中益气汤加味。

黄芪30g,炒白术10g,陈皮6g,升麻5g,柴胡5g,党参15g,炙甘草6g,当归6g,贯众炭30g,重楼15g,仙鹤草15g,荆芥炭10g,5剂。

二诊: 2017年11月13日。阴道出血减半,舌脉如上。

方药: 补中益气汤加味。

黄芪30g,炒白术10g,陈皮6g,升麻5g,柴胡5g,党参15g,

炙甘草6g，当归6g，贯众炭30g，重楼30g，仙鹤草30g，海螵蛸30g，4剂。

三诊：2017年11月17日。阴道出血净4天，舌脉如上。

方药：补中益气汤加味。

黄芪30g，炒白术10g，陈皮6g，升麻5g，柴胡5g，党参15g，炙甘草6g，当归6g，贯众15g，重楼15g，仙鹤草15g，6剂。

四诊：2017年11月23日。阴道出血净10天，带不多。舌脉如上。

方药：归脾汤加味。

党参15g，炒白术10g，黄芪10g，当归6g，炙甘草5g，木香5g，茯苓10g，远志10g，炒枣仁10g，合欢花10g，五味子5g，夜交藤15g，7剂。

【按语】恶露不绝可分三，瘀血湿热与气陷；无痛无带瘀热除，无力脉细气虚辨。

产后腹泻2个月案

徐某，女，30岁。初诊：2012年5月28日。

产后反复腹泻2个月，加重3天，肠鸣，无腹痛，每日泻1~3

次、质稀色黄。腹冷喜温，项背酸痛。末次月经2012年5月25日来潮，未净，量中等，色鲜红，偶有血块，无腹痛。纳可寐安，小便正常。舌淡红，苔薄白，脉细。

中医诊断: 产后腹泻 (脾肾虚寒，湿热气滞)。

治法: 补益脾肾，温中清热，调气固涩。

方药: 理中汤合四神丸、乌梅丸加减。

党参12g，炒白术10g，炮姜6g，炙甘草5g，黄连3g，川椒5g，乌梅10g，补骨脂10g，益智仁10g，木香10g，诃子10g，石榴皮10g，4剂。

二诊: 2012年6月13日。药后大便正常，舌脉如上。

方药: 守上方，加赤石脂20g，5剂。

【按语】久泻腹冷背痛，脾肾阳虚并共；理中四神温补，乌梅诃榴涩中。

产后眩晕7个月案

陈某，女，25岁。初诊: 2017年11月2日。

因 "顺产后7个月，常头晕欲吐" 就诊。患者2017年4月6日早产（7个月）一女婴，体重4.6kg，产程顺利，产后恶露3个月方净。月经已经来潮，母乳逐渐减少，混合喂养，无腹痛，无腰酸，易腹泻；常感头晕，劳累后加重，伴恶心欲吐；偶有轻微耳鸣，纳可，小便正常，倦怠，寐浅。生育史：1-0-0-1。舌淡红，苔薄白，脉细。

中医诊断：眩晕（痰湿）。

治法：燥湿化痰，健脾和胃。

方药：半夏白术天麻汤加味。

半夏9g，炒白术10g，天麻9g，陈皮9g，茯苓10g，炙甘草5g，生姜3片，大枣3枚，僵蚕10g，白芷10g，太子参12g，4剂。

二诊：2017年11月6日。月经11月3日来潮，未净，头晕、恶心欲吐消失。

【按语】痰湿滋生蒙清空，眩晕困倦伴恶中；半夏白术天麻汤，健脾化痰送清风。

产后烦躁不寐20天案

陈某，女，28岁。初诊：2015年11月10日。

患者产后18个月，未哺乳，出现情绪抑郁，现停用抗抑郁药物11个月。近20余日不能入睡，夜寐欠佳，伴情绪烦躁。胃纳可，二便正常。末次月经10月16日来潮。舌稍红，苔薄白，脉细。

中医诊断: 产后烦躁失眠症(心肝火旺)。

治法: 清心平肝，重镇安神。

方药: 栀子豉汤加味。

莲子心3g，炒栀子10g，淡豆豉10g，苦参10g，茯苓10g，远志10g，石菖蒲10g，酸枣仁20g，龙齿30g，磁石15g，琥珀5g，7剂。

二诊: 2015年11月17日。心烦气躁消失，一夜可睡9小时，胃纳可。舌淡红，苔薄白，脉细。

方药: 守上方，加合欢花10g，7剂。

【按语】心肝两焚莲苦参，宣郁栀豉菖蒲成；茯苓远志灵磁石，安神龙琥酸枣仁。

产后出汗身冷27天案

陈某，女，29岁。初诊: 2020年9月26日。

因"产后27天，出汗、头背及双手发冷10余天"就诊。患者于8月30日顺产后出现头部、背部及双手发冷，伴较多出汗，出汗后自觉冰凉，需立即换衣。头部发冷时，需包住头部稍可缓解。纳呆，不久前食鸡蛋后出现胃脘顶胀，今开始有饥饿感，但少量饮食就觉胃脘部顶胀，嗳气后缓解。口黏，无口苦，寐可，大便3日1次，小便无殊。恶露未净，量少。舌淡红稍嫩，苔薄腻，脉软。

中医诊断：产后身冷（卫阳虚弱）。

治法：温阳固表止汗。

方药：桂枝加桂汤合麻黄杏仁薏苡甘草汤。

桂枝12g，炒白芍6g，炙甘草6g，生姜5片，大枣5枚，麻黄根10g，杏仁10g，薏苡仁30g，3剂。

保和丸，每次6g，每日2次。

二诊：2020年9月29日。胃脘部不适缓解，身体仍冷，睡前和吃饭时出汗较多，恶露减少，便秘4~5日未解。舌脉如上。

方药：桂枝加桂汤合桂枝加龙骨牡蛎汤加味。

桂枝9g，炒白芍6g，炙甘草6g，生姜5片，大枣5枚，龙骨15g，牡蛎15g，生黄芪15g，炒薏苡仁20g，蜂蜜50mL，7剂。

三诊: 2020年10月8日。无出汗, 后背微凉, 胃脘转舒, 大便正常。昨晚发热38℃, 不久即退。舌脉如上。

方药: 桂枝加桂汤加味。

桂枝12g, 炒白芍6g, 炙甘草6g, 生姜5片, 大枣5枚, 薏苡仁20g, 炒白术10g, 7剂。

小建中汤咀嚼片, 每次5片, 每日3次。

四诊: 2020年10月13日。患者于10月9日起发热, 注射抗生素后热退2天, 现觉后枕部疼痛, 后背微凉, 口干。服用小建中汤咀嚼片后, 胃口大开。舌淡红, 苔薄腻, 脉细。

方药: 桂枝加桂汤合麻杏薏甘汤加味。

桂枝10g, 炒白芍5g, 炙甘草5g, 麻黄根10g, 杏仁10g, 薏苡仁20g, 天花粉10g, 生姜5片, 大枣5枚, 7剂。

小建中汤咀嚼片, 每次5片, 每日3次。

五诊: 2020年10月20日。现无发热, 轻微盗汗, 头额微凉, 多寐, 口苦, 口干减轻。

方药: 桂枝加桂汤加味。

桂枝10g, 炒白芍5g, 炙甘草5g, 薏苡仁30g, 黄芪15g, 天花粉10g, 生姜5片, 大枣5枚, 6剂。

六诊: 2020年10月26日。身冷已除, 口干, 或口苦。舌稍淡,苔薄腻，脉软。

方药：守上方，加太子参15g，7剂。

小建中汤咀嚼片，每次5片，每日3次。

【按语】桂枝汤治营卫伤，自汗啬啬恶风寒；卫阳再虚添附子，产后身冷保安康。

蓐劳腰痛10个月案

黄某，女，30岁。初诊：2011年7月13日。

2011年6月9日产下一子，恶露未净，量不多，褐色。产后1个月，腰痛10个月，足跟酸痛，下腹寒痛，两眼涩倦，纳可口渴，寐差，溲黄，大便调。生育史：1-0-0-1。无肝炎、结核等传染病史，未发现药物过敏。舌淡红，苔薄白，脉细。

中医诊断：恶露不绝（脾阳虚弱）；蓐劳（肾阳虚弱）。

治法：温脾止血。

方药：吴茱萸汤加味。

吴茱萸5g，党参12g，炮姜5g，大枣5枚，仙鹤草30g，阿胶

10g(烊冲)，5剂。

二诊：2011年7月20日。恶露净2天，腰酸冷。舌淡红，苔薄白，脉沉细。

治法：温补肾阳。

方药：鹿角胶10g(烊冲)，肉桂3g，菟丝子15g，巴戟肉10g，淫羊藿12g，仙茅9g，金狗脊10g，仙鹤草20g，柏子仁20g，5剂。

三诊：2011年7月27日。背腰冷减，手指关节酸，跟痛，舌脉如上。

方药：守上方，加威灵仙10g，炒白术30g，5剂。

四诊：2011年8月3日。腰背痛减，舌脉如上。

方药：守上方，加五加皮10g，7剂。

五诊：2011年8月10日。腰背冷除，尾骨疼痛，头晕，胃脘不适。舌脉如上。

方药：守上方，加生黄芪15g，砂仁5g(冲)，7剂。

外用熟地黄100g，捣研，分贴尾骨。

六诊：2011年8月17日。尾骨疼痛减轻，手麻，指关节疼痛。舌脉如上。

方药：守上方，加鸡血藤20g，威灵仙10g，神曲10g，7剂。

外用熟地黄100g,捣研,分贴尾骨。

七诊: 2011年8月24日。症如上,舌脉如上。

方药: 守7月20日方,加桑寄生15g,威灵仙10g,生黄芪15g,7剂。

八诊: 2011年8月31日。尾骨痛除,指、腕关节酸痛,颈、肩、腰痛。舌脉如上。

方药: 守上方,去柏子仁,加威灵仙12g,羌活10g,7剂。

九诊: 2011年9月7日。症如上,舌脉如上。

治法: 益气升阳除湿。

方药: 生黄芪12g,党参12g,当归9g,白术10g,藁本10g,羌活6g,防风10g,葛根10g,炙甘草6g,威灵仙10g,金狗脊10g,7剂。

十诊: 2011年9月14日。指、腕关节及颈、肩、腰痛减轻,舌脉如上。

方药: 守上方,加独活6g,五加皮10g,7剂。

十一诊: 2011年9月21日。诸症均除。舌淡红,苔薄白,脉细。

方药: 补中益气汤加味。

生黄芪12g,党参12g,升麻6g,柴胡6g,当归9g,白术10g,

陈皮9g，炙甘草6g，防风9g，羌活9g，14剂。

【按语】产后虚劳难用药，阴阳气血风湿交；剥茧抽丝心须细，步步为营方见效。

蓐劳怕冷乏力1年半案

陈某，女，29岁。初诊：2019年9月5日。

患者产后怕冷，身重困顿，嗜睡难醒1年半。月经周期30～45天，经期6～7天。末次月经8月23日来潮，经量中等，经色鲜红，偶夹少许血凝块；经期小腹微痛，腰酸轻微，无乳房胀痛。胃纳可，大便干结，3～4日1次。生育史：2-0-2-2。妇科检查：外阴无殊，阴道通畅，宫颈光滑；宫体后位，正常大小，质地中等，活动，压痛；子宫后壁触痛明显，两侧附件无明显压痛。舌淡红，苔薄白，脉细。

中医诊断： 蓐劳（中气虚寒）。

治法： 温中益气补虚。

方药： 黄芪建中汤。

黄芪15g，桂枝6g，炒白芍12g，炙甘草6g，生姜3片，大枣5枚，饴糖30mL（冲），7剂。

二诊：2019年9月12日。精神好转，嗜睡消失，体力增加，大便正常、每日1次。舌淡红，苔薄白，脉细。

方药：守上方，7剂。

【按语】《素问·痹论》称："其寒者，阳气少，阴气多，与病相益，故寒也。"黄芪建中汤温阳益气补虚，十分对证，仅一方二诊，顽疾若失。

产后全身关节疼痛70天案

卢某，女，35岁。初诊：2016年12月20日。

因"产后83天，全身关节疼痛70天"就诊。患者于9月28日顺产一女婴，3.8kg，现混合喂养。产后70余天开始无明显诱因下出现全身关节刺痛，吹风后加重，并伴有左侧肢体冰凉感。未经治疗，10余天后上述症状稍有改善。现为四肢关节刺痛，左侧从头顶至手指冰凉感，全身皮肤干燥，纳便正常。生育史：2-0-1-2。舌淡红，苔薄白，脉细。

中医诊断: *产后身痛(气血虚,肝肾不足,风湿外束)。*

治法: *补气血,益肝肾,祛风湿。*

方药: *独活寄生汤。*

独活10g,槲寄生15g,杜仲10g,牛膝15g,细辛5g,秦艽10g,熟地黄12g,茯苓10g,桂枝6g,防风10g,川芎6g,党参12g,炙甘草6g,当归6g,炒白芍10g,4剂。

二诊: 2016年12月24日。全身关节刺痛瘁愈,仅双膝关节内侧发胀,左上肢仍有发凉感,大便干,小便正常,纳可,寐安。舌淡红,苔薄白,脉细。

方药: 守上方,加木瓜10g,丝瓜络10g,7剂。

【按语】产后身痛气血伤,肝肾不足风湿缠;正虚邪实是原委,最佳独活寄生汤。

剖宫产缺乳42天案

尤某,女,31岁。初诊:2010年8月7日。

患者剖宫产后42天,恶露方净,小腹隐痛,小便灼热,盗汗寐难,口干痰痞,乳少汁稀。舌淡红,苔薄白,脉细。

中医诊断: 缺乳(气阴不足)。

治法: 豁痰通络, 补益气阴。

方药: 竹沥胶囊4粒(分吞), 石韦15g, 天花粉12g, 北沙参15g, 麦冬12g, 生黄芪15g, 茯苓10g, 丝瓜络10g, 6剂。

二诊: 2010年8月14日。乳汁增半, 小腹痛除, 痰消, 寐佳, 胃痛。舌脉如上。

方药: 守上方, 加甘松10g, 佛手10g, 6剂。

三诊: 2010年8月19日。乳汁续增, 基本达到婴儿食量, 胃痛除。舌脉如上。

方药: 守8月7日方, 去竹沥胶囊, 加山海螺50g, 7剂。

【按语】乳为津液, 阴足方生; 络通无阻, 气健可增。

乳汁不通副乳腺肿痛案

陈某, 女, 32岁。初诊: 2015年7月20日。

因"产后乳胀痛1天"就诊。患者2015年7月15日足月顺产, 母乳喂养。昨起出现双乳胀痛, 乳汁不通, 两侧腋下副乳腺肿增大伴胀痛。昨体温37.3℃。自诉孕8月起至今双上肢疼痛明显,偶见上肢静脉充盈。平素胃纳可,夜寐欠安,二便调。体检:腋下可触及副乳腺如乒乓球大小,质硬,触痛明显。舌淡红,苔薄白,脉细。

中医诊断: 乳汁不下(湿热阻络)。

治法: 清热散结,活络通乳。

方药: 蒲公英15g,紫地丁12g,忍冬藤15g,牛蒡子10g,丝瓜络10g,炮山甲粉3g(吞),王不留行12g,漏芦10g,橘核10g,浙贝10g,瓜蒌皮10g,5剂。

二诊: 2015年7月25日。乳汁排泄通畅,一次可以排150mL。腋下副乳腺肿块明显缩小,如核桃大,质软,触痛不明显。因乳汁过多,超过婴儿食量,要求减乳。

方药: 青果5枚,麦芽90g,神曲15g,枇杷叶15g,当归9g,川芎9g,红花3g,蒲公英15g,川牛膝10g,5剂。

药后体温正常,肿大副乳腺消失。

【按语】乳汁不通腋下痛,身热不治定作痈;清热解毒急需施,通络消乳见奇功。

异位妊娠保守治疗绒毛膜促性腺激素不降案

黄某,女,25岁。

停经50多天,发现右侧输卵管妊娠,保守治疗(米非司酮片、米索前列醇片)后第18天,B超检查右侧附件见一16mm×20mm×27mm包块。半月前血检测β–HCG47.4mIU/mL,1周前检测β–HCG61.5mIU/mL。舌淡红,苔薄白,脉细。

中医诊断: 癥瘕(瘀热)。

西医诊断: 异位妊娠。

治法: 活血化瘀,清热解毒。

方药: 异位降血汤(自拟方)。

紫草20g,天花粉30g,蛇莓30g,三棱15g,莪术15g,半枝莲20g,白花蛇舌草20g,牡蛎30g,海藻20g,蜈蚣4条(研,分吞),凤尾草20g,赤芍10g,露蜂房20g,7剂。

二诊: B超复查右侧附件见一17mm×12mm×25mm包块。检测β–HCG138.9mIU/mL。胃脘不适,舌脉如上。

方药: 守上方,加陈皮10g,砂仁5g(杵冲),7剂。

三诊: 检测β–HCG4.6mIU/mL。大便稍结,舌脉如上。

治法: 行气活血,清热化痰。

方药: 消癥汤(自拟方)。

三棱10g,莪术10g,半枝莲15g,白花蛇舌草15g,皂角刺12g,石见穿20g,牡蛎30g,海藻20g,荔枝核12g,橘核12g,制乳香4g,制没药4g,7剂。

【按语】异位妊娠保守治疗之后绒毛膜促性腺激素不降反而上升,提示药物的杀胚效果不佳。而异位降血汤的杀胚作用正好可以弥补西药疗效的不足。(注:该案收录于《妇科用药400品历验心得》中,该书的格式无诊治日期。)

中期妊娠引产子宫出血屡治无效案

肖某,女,32岁。初诊:1990年1月6日。

患者妊娠5个月,于2个月之前行引产术,术后因胎盘残留又行清宫术,经抗炎治疗3天后出院。因连续出血30天不止,再次采取抗炎治疗,治疗无效后,改用黄体酮肌内注射3天,7天后阴道出血止。半个月后阴道又出血,至1月1日出血净。1月4日过性生活后,次日阴道又出血,血量不多,夹带。今日上午行诊断性刮宫术，术中发现子宫内壁粗糙，宫腔深9cm。患者倦怠无力。舌淡红，苔薄白，脉细涩。

中医诊断：恶露不绝（瘀热气虚）。

西医诊断：产后出血。

治法：清理湿热，益气活血。

方药：大蓟20g，小蓟20g，蒲黄炭12g，重楼30g，夏枯草20g，蒲公英15g，土茯苓20g，三七3g，阿胶10g（调冲），仙鹤草20g，升麻6g，益母草15g，党参20g，2剂。

二诊：1990年1月8日。阴道出血稍增多，带下减少，腰痛。舌稍红，苔薄白，脉细。

治法：活血化瘀，益气清热。

方药：蒲黄10g，三七3g（调冲），党参20g，熟地黄15g，阿胶10g（烊冲），当归9g，川芎6g，荆芥炭10g，仙鹤草20g，重楼20g，贯众30g，2剂。

三诊：1990年1月11日。阴道出血昨天净，小腹隐隐疼痛，发胀，腰坠。舌淡红、有牙痕，苔薄白，脉细。

治法：补益气血，和血清热。

方药：党参15g，熟地黄12g，阿胶10g（烊冲），三七3g（调冲），蒲黄9g，香附6g，当归5g，川芎3g，仙鹤草15g，炙黄芪12g，荆芥炭9g，重楼20g，3剂。

四诊： 1990年1月15日。未见阴道出血，腹痛减轻，精神改善，腰痛下坠。舌淡红，苔薄白，脉细。

治法： 补肝肾，益气。

方药： 熟地黄12g，鹿角胶10g（烊冲），杜仲10g，山茱萸12g，山药15g，党参15g，炙黄芪12g，升麻6g，仙鹤草20g，旱莲草20g，黑豆衣20g，3剂。

五诊： 1990年1月19日。阴道出血未出现，腰痛消失，精神佳。

【按语】引产清宫胞脉伤，湿热外侵瘀内干；驱邪清热瘀须化，扶正气血补肾肝。

人工流产后咳嗽半年案

黄某，女，37岁。初诊：2019年9月18日。

因"人工流产后咳嗽半年"就诊。患者今年2月孕60天行无痛人流后，因胎物残留行清宫术1次，流产后出现咳嗽、有痰，未服用药物治疗，至今咳嗽未止。胃纳可，夜寐欠安，二便无殊。平素月经规则，周期24～25天，经期7天，末次月经9月8日来潮。舌淡红，苔薄白，脉细。

中医诊断：咳嗽（虚咳）。

治法：补肾养肺，化痰止咳。

方药：络石藤20g，猪肺1叶（代水），白果10g，杏仁10g，川贝粉5g（吞），前胡10g，罗汉果1个，桑白皮10g，炙甘草6g，7剂。

二诊：2017年9月25日。咳嗽基本消失，舌脉如上。

方药：守上方，加百合20g，7剂。

服药后患者复诊，咳嗽已除。

【按语】胞脉隶肾，流产先馁；子盗母气，水损金伤；络石猪肺，肾补肺养；收敛肺气，止咳平安。

人流后食道吞咽痛2个月案

李某，女，37岁。初诊：2017年1月19日。

2016年11月行人工流产术，术后出现食道吞咽痛，但进食时又无疼痛，至今2个月未缓解，伴有泛酸。舌淡红，苔薄白，脉细。

西医诊断: 食道吞咽痛待查。

治法: 疏泄肝胆，清热化痰。

方药: 柴胡10g，白芍10g，枳壳9g，炙甘草6g，桔梗5g，僵蚕10g，地龙10g，瓦楞子30g，7剂。

二诊: 2017年2月2日。食道吞咽痛消失，无泛酸。舌脉如上。

方药: 守上方，去瓦楞子，加海螵蛸20g，7剂。

【按语】中医无相应的病名诊断。食道吞咽疼痛生，肝经郁火痰气凝；四逆疏肝桔梗利，僵蚕地龙瓦楞行。

清宫术后胎物残留案

陈某，女，28岁。初诊: 2016年12月8日。

患者因孕70天胎停行清宫术，术后10天阴道出血未净，无腹痛，自觉身上阵热，骨头里发冷。B超检查：宫腔内异常回声约34mm×10mm×24mm，无血流信号；发现子宫多发肌瘤，最大约18mm×15mm×17mm。舌淡红，苔薄白，脉细。

中医诊断： 恶露不绝（瘀血阻滞）。

西医诊断： 胎物残留。

治法： 行散瘀血。

方药： 王不留行散加味。

王不留行10g，桑白皮10g，甘草6g，川椒3g，黄芩炭10g，炮姜5g，炒白芍10g，厚朴5g，益母草15g，萹蓄20g，牡丹皮9g，5剂。

二诊： 2016年12月15日。阴道出血未净，血量已少，粉红色。B超检查：宫腔内已无胎物残留。舌脉如上。

以四逆清带汤善后。

柴胡10g，枳壳10g，白芍10g，生甘草6g，败酱草10g，大血藤15g，椿根皮15g，半枝莲15g，土茯苓15g，蒲公英15g，大蓟15g，小蓟15g，萆薢15g，7剂。

【按语】《金匮》王不留行散，金疮产后皆可安；胎物残留最棘手，胜过名方生化汤。

输卵管结扎术后腹胀6年案

翁某, 女, 41岁。初诊: 2014年12月5日。

因 "输卵管结扎后下腹胀6年" 就诊。患者输卵管结扎后下腹胀已6年, 以致无法穿紧身裤, 不能多食, 常须卧床。平素月经规则, 周期30天, 经期4~7天, 量少, 色黑, 每次行经仅用卫生巾2~3条, 腰痛。末次月经12月7日来潮, 胃部不适, 寐难易醒, 怕冷, 记性差。生育史: 2-0-2-2, 已结扎。妇科检查: 外阴无殊, 阴道通畅, 分泌物多, 凝乳状; 宫颈光滑, 子宫前位, 正常大小, 质地中等, 压痛, 活动; 两侧附件无压痛。12月10日辅助检查: $E_2$410pmol/L, FSH5.5U/L, LH2.96U/L, P0.33nmol/L, T1.26nmol/L, PRL237.38mIU/L。舌淡红, 苔薄白, 脉细。

中医诊断: 腹胀, 经量过少 (气机阻滞)。

治法: 行气除胀。

方药: 大腹皮15g, 枳壳10g, 乌药10g, 荔枝核10g, 小茴香4g, 川楝子10g, 延胡索10g, 青皮10g, 天仙藤10g, 赤小豆30g, 麦芽30g, 7剂。

二诊: 2014年12月29日。下腹胀明显减轻, 舌脉如上。

方药: 守上方, 加甘松10g, 7剂。

三诊：2015年1月6日。末次月经1月5日来潮，量中等，色正常。倦怠，舌脉如上。

方药：四物汤加益母草15g，香附10g，青皮10g，路路通10g，荔枝核10g，大腹皮15g，7剂。

四诊：2015年1月13日。经行6天净，下腹胀续减。舌脉如上。

方药：守12月29日方，加香附10g，7剂。

五诊：2015年1月20日。晨起腰痛，舌脉如上。

方药：续上方，加槟榔15g，14剂。

随访半年，腹胀症状未再发生。

【按语】胞脉损伤气机壅，胀滞众药可疏通；莫忘麦芽与赤豆，助运下气功不同。

子宫全切术后脐腹胀痛4年案

何某，女，44岁。初诊：2011年11月22日。

患者因子宫肌瘤行子宫全切术后，脐腹部胀痛4年余，性生活后症状加剧，矢气则宽。乏力，容易感冒，寐浅，性躁，小便频数。带下量多,色白,异味,外阴灼热瘙痒。妇科检查:外阴无殊,阴道通畅;宫颈、宫体缺如,二附件无压痛。舌淡红,苔薄白,脉细。

中医诊断: 腹胀(气滞),带下(湿热)。

治法: 补脾调气。

方药: 炒莱菔子15g,厚朴10g,大腹皮15g,乌药10g,赤小豆30g,合欢皮10g,预知子10g,太子参12g,茯苓10g,7剂。

二诊: 2011年11月30日。脐腹胀痛已除。

【按语】腹胀用腹皮,厚朴乌药共;赤豆莱菔子,入方效更宏。

卵巢肿瘤案

陈某,女,25岁。初诊:1997年8月5日。

患者近来自觉腰部酸痛,右侧少腹隐痛,带下不多。B超检查提示右侧卵巢见5.5cm×4.0cm×3.9cm大小回声不规则肿块。妇科检查:外阴无殊,阴道通畅,宫颈中度柱状上皮外移;

宫体后位，正常大小，活动，质地中等，无压痛。右侧附件触及直径5cm大小的肿块，质软，触痛；左侧附件无殊。舌淡红，苔薄白，脉细。

中医诊断： 癥瘕（痰瘀热血胶结）。

西医诊断： 右卵巢肿瘤，性质待查。

治法： 化痰清热，行气活血。

方药： 消癥汤（自拟方）加味。

半枝莲15g，白花蛇舌草15g，夏枯草15g，皂角刺12g，三棱10g，莪术10g，海藻12g，牡蛎15g，荔枝核10g，橘核10g，制乳香4g，制没药4g，紫草12g，10剂。

桂枝茯苓丸，每次3粒，每日3次，吞服。

二诊： 1997年8月19日。月经8月16日来潮，经量一般，今未净，小腹隐痛。舌脉如上。

治法： 化痰清热，行气活血。

方药： 夏枯草15g，半枝莲15g，白花蛇舌草15g，贯众20g，败酱草15g，海藻15g，牡蛎20g，紫草15g，浙贝10g，海螵蛸20g，玄参12g，益母草12g，3剂。

三诊： 1997年8月22日。经行6天净，口臭。舌脉如上。

方药: 守8月5日方, 20剂。

四诊: 1997年9月15日。月经9月6日来潮, 经量不多, 4天净, 小腹隐痛。舌脉如上。

治法: 清利湿热, 活血止痛。

方药: 仙方活命饮加味。

金银花12g, 防风10g, 白芷10g, 当归6g, 陈皮10g, 白芍10g, 制乳香4g, 制没药4g, 皂角刺12g, 天花粉12g, 生甘草5g, 蒲公英15g, 大血藤20g, 败酱草15g, 5剂。

五诊: 1997年9月23日。症状如上, 舌脉如上。

治法: 化痰清热, 行气活血。

方药: 消癥汤(自拟方)加味。

半枝莲15g, 白花蛇舌草15g, 夏枯草15g, 皂角刺12g, 三棱10g, 莪术10g, 海藻12g, 牡蛎15g, 荔枝核10g, 橘核10g, 制乳香4g, 制没药4g, 紫草12g, 10剂。

桂枝茯苓丸, 每次3粒, 每日3次, 吞服。

六诊: 1997年10月6日。右少腹隐痛, 大便秘结。舌脉如上。

方药: 守上方, 13剂。

大黄䗪虫丸, 每次3g, 每日2次, 吞服。

七诊: 1997年10月28日。月经10月18日来潮,经量不多,伴痛经。B超检查显示右侧卵巢肿块缩小为4.1cm×1.9cm。大便秘结。舌脉如上。

方药: 守上方,续进5剂。

大黄䗪虫丸,每次3g,每日2次,吞服。

此后,依上方加减续进11剂。1998年1月3日B超复查,右侧卵巢肿瘤已经消失。

【按语】卵巢肿瘤的消除通常是缓慢的过程,不可能一蹴而就。该案用药77剂,方使肿瘤消除。

宫颈癌根治术后身痛4个月、下肢水肿1周案

阚某,女,38岁。初诊:2015年6月26日。

因"宫颈癌术后半年,关节疼痛4个月,下肢水肿1周"就诊。患者2014年11月因宫颈癌于外院行"宫颈癌根治术+左附件切除术+右卵巢楔形切除术"。术后病理报告:宫颈中低分化鳞状细胞癌,侵及宫颈外1/2层,镜下未见明确癌栓。术后予放疗、化疗,4个月前出现全身诸关节疼痛,1周前出现两下肢

膝关节以下凹陷性水肿。寐安，纳便正常，潮热出汗。6月15日血常规检查：白细胞$3.5×10^9$/L。6月7日，液基薄层细胞检测：非典型鳞状细胞不能明确意义。6月10日，人乳头状瘤病毒E6E7mRNA检测：981.1 copies/mL。生育史：1–0–2–1，顺产1次，药流2次。舌淡红，苔薄白，脉细。

中医诊断：水肿（脾虚湿滞），痹证（寒湿）。

西医诊断：宫颈癌根治术后下肢水肿。

治法：健脾利水，祛风蠲痹。

方药：防己茯苓汤加减。

防己10g，生黄芪15g，茯苓皮30g，冬瓜皮50g，五加皮10g，赤小豆30g，薏苡仁30g，木瓜12g，独活10g，泽泻15g，益母草30g，杜仲10g，7剂。

二诊：2015年7月7日。服药开始，两下肢水肿即明显减轻，仅踝周水肿，下肢关节痛明显减轻，左手腕关节疼痛较前加重。舌脉如上。

7月2日阴道镜检查：阴道壁残端鳞状上皮湿疣样改变，伴轻度异型。

治法：健脾利水，活血祛风。

方药: 防己茯苓汤加减。

防己10g, 生黄芪30g, 茯苓皮30g, 冬瓜皮50g, 五加皮10g, 威灵仙10g, 羌活9g, 独活10g, 薏苡仁30g, 益母草30g, 杜仲10g, 木瓜10g, 丝瓜络10g, 7剂。

三诊: 2015年7月29日。下肢疼痛缓解, 停药后下肢水肿复发, 舌脉如上。

方药: 守6月26日方, 加玉米须15g, 7剂。

四诊: 2015年8月12日。下肢水肿全消, 全身关节痛除, 右手指麻, 纳可, 大便正常, 腰酸。舌淡红, 苔薄白, 脉细。

治法: 祛风活血通络。

方药: 桑枝10g, 羌活10g, 威灵仙10g, 鸡血藤15g, 丝瓜络10g, 生黄芪15g, 当归9g, 络石藤10g, 天麻10g, 14剂。

五诊: 2015年8月27日。右手指麻木减轻。舌淡红, 苔薄白, 脉细。

方药: 守上方, 加竹茹10g, 赤小豆30g, 14剂。

六诊: 2015年9月11日。右手指麻木续减。

方药: 守上方, 加桑寄生15g, 14剂。

【按语】恶性肿瘤患者大都存在血液高凝状态, 加上手术创

111

伤，破坏淋巴液回流，导致下肢水肿，属于血病引起的水病，所以要采用活血利水的方法。

宫颈癌根治术后下肢深静脉血栓形成、肠粘连案

王某，女，65岁。初诊：2010年12月7日。

患者2009年10月因子宫颈出血行常规病理切片：宫颈浸润性高–中分化鳞状细胞癌累及中纤维肌层（小于1/2）及宫颈管；阴道切缘未见癌累及。诊断：宫颈鳞状细胞癌IB期。于2009年12月18日全麻+连硬麻醉下行广泛全子宫切除术+两侧附件切除术+盆腔淋巴结清扫+两侧卵巢动静脉高位结扎。术后第4天，患者出现两下肢疼痛明显，不能行走，两下肢腓肠肌压痛(+)，查下肢静脉（CS）：右侧胫前静脉血栓形成。治疗后双下肢腓肠肌无压痛。术后每天早晨下腹痛持续20分钟已半年，偶觉刺痛，大便变细，纳可，寐浅失眠。B超未见异常。生育史：6-0-0-6。舌淡红，苔薄白，脉细。

中医诊断： 腹痛（气血阻滞）。

西医诊断： 右侧胫前静脉血栓形成，肠粘连？

治法： 行气活血。

112

方药: 厚朴10g, 枳实10g, 大腹皮15g, 莱菔子15g, 甘松10g, 赤小豆30g, 三棱10g, 赤芍12g, 合欢皮15g, 3剂。

二诊: 2010年12月10日。下腹疼痛减轻, 舌脉如上。

方药: 守上方, 加延胡索10g, 川楝子10g, 7剂。

三诊: 2010年12月17日。下腹痛除4天

方药: 守上方, 7剂。

四诊: 2010年12月24日。下腹疼痛未作, 头颞疼痛。舌脉如上。

方药: 厚朴10g, 枳实10g, 大腹皮15g, 莱菔子15g, 赤小豆30g, 甘松10g, 乌药10g, 三棱10g, 赤芍12g, 合欢皮15g, 左金丸10g(吞服), 7剂。

五诊: 2010年12月31日。头痛已除, 无腹痛。舌脉如上。

方药: 守上方, 连服7剂。

【按语】参见上条。血栓、粘连必须行气活血。方中莱菔子可消小肠积气。

宫颈癌根治术后下肢深静脉炎、激光性皮炎案

罗某, 女, 60岁。初诊: 2012年7月25日。

2012年3月4日，因宫颈鳞癌Ⅱb1期在全麻下行"腹腔镜下子宫广泛性切除术+双侧附件切除术+盆腔淋巴结清扫术"。3月12日病理报告：宫颈浸润型中分化鳞癌（2cm），浸润子宫颈壁深层3/4，老年性宫内膜，淋巴结未见癌转移。术后行放射治疗25次。术后两下肢酸麻无力，左下肢凹陷性水肿，两侧臀部皮肤充血剥落。纳欠，寐佳，尿频尿急，大便日解4~5次、先干后软。原患糖尿病、高血压（药物控制）。舌淡红，苔薄白，脉细。

中医诊断： 水肿（脾虚湿阻）。

西医诊断： 左下肢深静脉炎，激光性皮炎。

治法： 健脾行气，清热利水。

方药： 防己黄芪汤合三妙丸加味。

防己10g，生黄芪15g，炒白术10g，炙甘草5g，大枣5枚，生姜5片，炒黄柏5g，苍术10g，牛膝15g，玉米须30g，赤小豆30g，冬瓜皮30g，大腹皮15g，7剂。

外用： 黄柏100g，水煎，每日局部湿敷。

二诊： 2012年9月5日。下肢水肿明显减退，舌脉如上。

方药： 守上方，加薏苡仁30g，7剂。

三诊：2012年9月14日。臀部皮肤痊愈，左下肢水肿未尽消。舌脉如上。

方药： 防己黄芪汤加味。

防己10g，生黄芪15g，炒白术10g，炙甘草5g，大枣5枚，生姜5片，冬瓜皮30g，土鳖虫10g，水蛭10g，虻虫5g，丹参10g，赤小豆30g，7剂。

【按语】足肿防己黄芪汤，皮炎三妙散担当；玉米赤豆冬瓜皮，利水消肿又降糖。

人乳头状瘤病毒32型（高危亚）感染案

陈某，女，26岁。初诊：2012年3月20日。

患者3月8日行宫腔镜下宫腔粘连分解术。辅助检查发现人乳头状瘤病毒32型（高危亚）阳性。舌淡红，苔薄白，脉细。

西医诊断： 感染人乳头状瘤病毒。

治法： 清热解毒。

方药： 消菌汤（自拟方）。

野菊花15g，紫花地丁15g，天葵子10g，蒲公英15g，蛇床子

15g, 白芷9g, 苦参10g, 炒黄柏10g, 土茯苓20g, 白鲜皮15g, 地肤子15g, 重楼10g, 金银花10g, 野荞麦根20g, 7剂。

二诊: 2012年3月29日。末次月经3月27日来潮, 腰酸。舌脉如上。

治法: 和血清热调经。

方药: 当归芍药散加味(自拟方)。

当归9g, 川芎9g, 炒白芍10g, 茯苓10g, 泽泻10g, 炒白术10g, 柴胡10g, 枳壳10g, 大血藤20g, 蒲公英15g, 白花蛇舌草30g, 延胡索10g, 野荞麦根20g, 神曲10g, 7剂。

三诊: 2012年4月5日。腰酸, 舌脉如上。

方药: 消菌汤加野荞麦根20g, 槟榔10g, 14剂。

四诊: 2012年4月19日。恶心, 寐差。舌脉如上。

消菌汤加砂仁5g(杵冲), 陈皮10g, 夜交藤15g, 7剂。

五诊: 2012年5月3日。末次月经 4月29日来潮, 4天净。舌脉如上。

方药: 消菌汤, 21剂。

六诊: 2012年5月24日。腰、小腹酸, 经期将近。舌脉如上。

方药: 消菌汤加野荞麦根20g, 7剂。

七诊： 2012年5月31日。症如上，舌脉如上。

方药： 消菌汤加续断10g，7剂。

八诊： 2012年6月7日。腰酸，末次月经 6月1~5日。舌脉如上。

方药： 消菌汤加野荞麦根20g，7剂。

九诊： 2012年6月14日。人乳头状瘤病毒32型（高危亚）阴性。

【按语】人乳头状瘤病毒治法通常分为两种：一是清热解毒法，目的杀灭病毒；二是补益中气法，提高机体免疫力。

风疹病毒抗体IgM阳性案

杜某，女，31岁。初诊：2012年1月12日。

患者未避孕未孕4年余，性生活正常。男方精液未检。月经周期27天，经期7天，末次月经2012年1月11日来潮。经期偶腹痛，无腰酸，无乳胀。白带无殊。2010年9月输卵管碘油造影术：双侧输卵管通畅。检测风疹病毒抗体IgM阳性，高泌乳血症。生育史：0-0-0-0。舌淡红，苔薄白，脉细。

西医诊断: 风疹病毒感染, 高泌乳血症。

治法: 清热解毒。

方药: 消菌汤(自拟方)。

野菊花15g, 紫花地丁15g, 天葵子10g, 蒲公英15g, 蛇床子15g, 白芷9g, 苦参10g, 炒黄柏10g, 土茯苓20g, 白鲜皮15g, 地肤子15g, 重楼10g, 金银花10g, 野荞麦根20g, 7剂。

二诊: 2012年1月19日。矢气多, 舌脉如上。

方药: 守上方, 加赤小豆20g, 7剂。

三诊: 2012年1月28日。LH3.52U/L, FSH6.23 U/L, T1.62nmol/L。舌脉如上。

方药: 消菌汤加神曲10g, 7剂。

四诊: 2012年2月4日。经期将近, 舌脉如上。

方药: 消菌汤, 7剂。

五诊: 2012年2月11日。月经2月7日来潮, 今将净。舌脉如上。

方药: 消菌汤加益母草10g, 7剂。

六诊: 2012年2月18日。无不适, 舌脉如上。

方药: 消菌汤, 14剂。

七诊: 2012年3月4日。无不适, 舌脉如上。

方药: 消菌汤, 14剂。

八诊: 2012年3月14日。胃脘不适, 舌脉如上。

方药: 消菌汤加佛手10g, 甘松10g, 7剂。

九诊: 2012年3月24日。无不适, 舌脉如上。

方药: 守上方, 7剂。

十诊: 2012年3月31日。风疹病毒抗体检测阴性。

方药: 守上方, 7剂。

【按语】妊娠期间感染风疹病毒, 经常导致胎儿畸形。消菌汤对部分这类患者治疗有效, 主张孕前提前使用。

抗卵巢抗体阳性案

叶某, 女, 28岁。初诊: 2010年8月14日。

原发不孕4年, 平素月经正常, 白带量不多, 呈水样, 无异味。行经时无不适, 经前乳头痒。曾做人工授精1次未成功, 输卵管碘油造影阳性。妇科检查: 外阴无殊, 阴道通畅; 宫颈轻炎, 宫体前位, 正常大小, 质中, 活动, 压痛; 两侧附件无压痛。免疫抗体检测: 抗子宫内膜抗体、抗精子抗体、抗心磷脂抗体均阴性，抗卵巢抗体阳性。舌淡红，苔薄白，脉细。

中医诊断: 不孕(冲任不调)。

西医诊断: 免疫性不孕(抗卵巢抗体阳性)。

治法: 活血化瘀，清热凉血。

方药: ACA1号方(自拟方)。

丹参10g，益母草15g，莪术10g，牡丹皮10g，赤芍10g，炒栀子10g，苎麻根20g，茯苓10g，山药15g，土茯苓15g，生地黄15g，90剂。

二诊: 2010年12月20日。检测抗卵巢抗体阴性。

方药: ACA1号方加预知子10g，刺蒺藜10g，7剂。

【按语】抗卵巢抗体阳性属于免疫因素导致不孕的原因之一。ACA1号方对抗心磷脂抗体阳性、母儿血型不合等因素引起的不孕症、自然流产或习惯性流产有效。

抗精子抗体阳性案

陈某，女，25岁。初诊: 2012年10月15日。

因"经量减少2个月，要求助孕"就诊。患者13岁初潮，经期7天，周期30天。月经10月10日来潮，量少，色黯，无血块，无腹痛，无经前乳胀。配偶体健。近2个月无明显诱因出现月经量少色黯，胃纳可，大便干、2日1次，小便调，夜寐欠安。自诉输卵管造影基本通畅。生育史：0-0-1-0。4年前药流不全后行清宫术。2012年3月21日辅助检查：抗精子抗体阳性。舌淡红，苔薄白，脉细。

西医诊断：抗精子抗体阳性。

治法：凉血活血，健脾益肾。

方药：AsAb方（自拟方）。

生地黄15g，苎麻根15g，牡丹皮9g，桃仁10g，赤芍10g，菟丝子15g，续断10g，炒白术10g，何首乌15g，墨旱莲15g，当归6g，茯苓10g，7剂。

吩咐用避孕套避孕。

二诊：2012年10月22日。无明显不适，舌脉如上。

方药：守上方，7剂。

三诊：2012年10月30日。无不适。舌脉如上。

妇科检查：外阴无殊，阴道通畅，分泌物量少；宫颈光滑，宫体前位，质地中等，正常大小，活动，无压痛；两侧附件无压痛。

方药： 守上方，7剂。

四诊： 2012年11月7日。月经先期，10月30日来潮，11月4日净。舌脉如上。

方药： 中药守上方，加青蒿10g，白薇10g，7剂。

2012年11月26日复查：抗精子抗体阴性。

【按语】抗精子抗体阳性属于免疫因素导致不孕的原因之一，结合短期内避孕套避孕，达到转阴的目的。AsAb方可以治疗抗精子抗体、抗子宫内膜抗体、抗磷脂抗体、抗卵巢抗体阳性所引起的免疫性不孕。

抗精子抗体、抗子宫内膜抗体阳性案

何某，女，36岁。初诊：2008年9月12日。

患者妊娠2个多月发生自然流产已经3次，右侧少腹刺痛伴右侧腰部酸痛。夫妻双方染色体、封闭抗体检查均正常。性激素测定：雌二醇、孕酮、泌乳素、促黄体生成素、促卵泡生成素、睾酮均正常。丈夫血型A；本人Rh阳性，血型O，抗AIgG1:256。免疫系列检查：抗精子抗体、抗子宫内膜抗体阳性，抗磷脂抗体阴性。妇科检查：外阴无殊，阴道通畅；宫颈轻度炎症，子宫前位，大小正常，质地中等，活动，压痛；两侧附件压痛。舌淡红，苔薄白，脉细。

中医诊断：滑胎（肾虚血热血瘀）。

西医诊断：母儿血型不合性流产，抗精子抗体、抗子宫内膜抗体阳性，慢性盆腔炎性疾病后遗症，轻度宫颈柱状上皮外移。

治法：凉血活血，健脾益肾。

方药：AsAb方（自拟方）。

生地黄15g，苎麻根15g，牡丹皮9g，桃仁10g，赤芍10g，菟丝子15g，续断10g，炒白术10g，何首乌15g，墨旱莲15g，当归6g，茯苓10g，7剂。

吩咐性生活时使用避孕套。

随症加减，共服98剂。

二诊：2008年12月31日。免疫系列检查示抗精子抗体、抗子宫内膜抗体转阴。

【按语】抗精子抗体、抗子宫内膜抗体阳性属于免疫因素导致不孕的原因之一，AsAb方可以促使抗体阳性的转阴。

封闭抗体阴性案

徐某，女，40岁。初诊：2017年3月30日。

因"不良妊娠一次，要求查找原因并治疗"就诊。患者平素月经规则，经期5天，周期28天。末次月经3月26日来潮，经量中等，色鲜红，无痛经。胃纳可，寐浅易醒，便秘。丈夫精检：精液活力差（具体未见化验单）。既往史：乙肝小三阳。否认其他慢性疾病史。生育史：1-0-1-1（2006年剖宫产1胎，2016年6月孕2月因胎停行清宫1次）。2017年3月1日辅助检查：雌二醇37.4pg/mL，睾酮0.34nmol/L，促黄体生成素4.73mIU/mL，泌乳素6.03ng/mL，促卵泡生成素9.03mIU/mL，病原微生物检查Torch阴性，促甲状腺素2.8mIU/mL，游离的甲状腺激素0.96ng/dL，甲状腺抗体阴性，D-二聚体0.28mg/L，抗心磷脂抗体阴性。2017年3月2日，自身抗体检测SSA-Ro-52kD抗体阳性。2017年3月10日检测抗核抗体弱阳性，封闭抗体阴性，不孕症相关抗体阴性，补体C3 0.83、C4 0.09，AA87%。2017年3月

16日检测封闭抗体阴性。AB血清–CD3: 55.9%, 血清–CD3: 56.2%, CD3–BE: −0.3, CD4–BE: −0.9。舌淡红, 苔薄白, 脉细。

首先解决封闭抗体阴性问题。

中医诊断: 堕胎(气虚)。

西医诊断: 封闭抗体阴性。

治法: 补益中气。

方药: 补中益气汤加味。

黄芪30g, 白术10g, 党参15g, 陈皮6g, 当归6g, 升麻5g, 柴胡5g, 杜仲12g, 续断10g, 甘草6g, 7剂

二诊: 2017年4月10日。无不适, 舌脉如上。

方药: 守上方, 黄芪加至45g, 加菟丝子15g, 7剂。

三诊: 2017年4月17日。无不适, 舌脉如上。

方药: 封闭汤(自拟方)。

黄芪50g, 白术15g, 党参15g, 陈皮12g, 当归9g, 升麻10g, 柴胡10g, 菟丝子30g, 杜仲10g, 丹参15g, 7剂。

四诊: 2017年4月25日。末次月经4月21日来潮, 大便难。舌脉如上。

方药: 守上方, 加桑椹30g, 14剂。

五诊: 2017年5月11日。大便改善, 晨起口中不适。舌淡红, 苔薄腻, 脉细。

方药: 守上方, 加赤小豆15g, 7剂。

六诊: 2017年5月20日。月经5月19日来潮, 无不适。舌脉如上。

方药: 封闭汤加益母草15g, 香附10g, 7剂。

七诊: 2017年5月29日。目干, 舌脉如上。

方药: 封闭汤加天冬10g, 石斛15g, 14剂。

八诊: 2017年6月20日。月经6月17日来潮, 咽痛。舌脉如上。

方药: 封闭汤加桔梗6g, 木蝴蝶5g, 14剂。

九诊: 2017年7月10日。复查封闭抗体已经转为阳性: CD3—BE 2.2, CD4—BE 2.2, TSH 3.77mIU/mL, FT4 14.0ng/dL。

方药: 封闭汤, 7剂。

【按语】孕妇体内缺乏抗配偶CD3、CD4、CD8抗原的封闭抗体, 母体对胎儿产生强烈的排斥现象, 发生于孕早期, 可出现反复自然流产。治疗的目的，是使封闭抗体阴性者转为阳性。

高泌乳素血症案

张某，女，26岁。初诊：2013年12月28日。

因"孕前调理"就诊。患者平素月经规则，周期30天，经期7天。末次月经12月9日~12月16日，经量中等，色红，无血块，无痛经；伴乳胀和腰酸乏力。易感冒，白带尚正常，胃纳可，寐安，二便调。患过敏性鼻炎病史8年。生育史：0-0-0-0。妇科检查：外阴无殊，阴道通畅，分泌物量中等，呈透明拉丝状；宫颈重度柱状上皮外移，宫颈口可见一米粒大小的赘生物；宫体前位，质地中等，正常大小，无压痛，活动；右侧附件压痛，左侧无压痛。舌淡红，苔薄白，脉细。

中医诊断： 腰痛（冲任不调）。

治法： 调理冲任。

方药： 固冲汤（自拟方）。

菟丝子15g，枸杞子15g，覆盆子15g，巴戟天12g，淫羊藿10g，续断10g，当归10g，鸡血藤15g，茺蔚子10g，何首乌10g，路

127

路通10g，香附12g，丹参15g，7剂。

二诊：2014年1月6日。大便偏软，一天1~2次；腰痛3天，恶心欲吐。舌脉如上。

1月4日辅助检查：雌二醇557nmol/L，孕酮36.92nmol/L，泌乳素2366.91mIU/L（正常值25.44~634.52mIU/L）。

中医诊断：经行乳胀（肝气郁结）。

西医诊断：高泌乳素血症，宫颈息肉。

治法：清热疏肝。

方药：消乳饮（自拟方）。

龙葵15g，郁金10g，刺蒺藜12g，龙胆草6g，炒栀子10g，枇杷叶12g，蝉蜕9g，7剂。

三诊：2014年1月13日。月经2014年1月7~13日，经量中等，经色红。舌脉如上。

1月8日磁共振成像检查（平扫）：垂体右侧正常，左侧饱满。建议增强检查。

方药：守上方，7剂。

四诊：2014年1月20日。近1月寐浅，醒后困，易疲劳，口唇周围出现热疮1周，大便偏软，一天1~2次，小便正常，鼻腔干燥，擦拭后有少量出血，血色鲜红。舌脉如上。

方药: 守上方, 加夜交藤30g, 合欢皮15g, 7剂。

五诊: 2014年1月27日。鼻腔出血除。1月21日阴道少量出血, 色红, 2天净, 应为排卵期出血。舌脉如上。

辅助检查: 泌乳素366.21mIU/L。

方药: 消乳饮, 14剂。

【按语】高泌乳素血症会引起溢乳、月经失调、闭经、不孕等临床症状。消乳饮具有良好的降低泌乳素的作用。

高同型半胱氨酸血症

冉某, 女, 31岁, 湖南省怀化市溆浦县让家溪乡人。初诊: 2016年7月18日。

因发现同型半胱氨酸增高48天就诊。患者因2年内不良妊娠2次, 行孕前检查, 发现同型半胱氨酸11.8mmol/L(正常应小于10mmol/L), D-二聚体0.45mmol/L。其余检查, 如夫妻双方染色体、封闭抗体、抗子宫内膜抗体、抗核抗体等均正常。平素月经规律, 周期30天, 经期5天。末次月经2016年7月9日来潮。生育史: 0-0-3-0。否认药敏史, 否认肝炎、糖尿病、高血压等疾病史。舌淡红, 苔薄白, 脉细。

中医诊断: 数堕胎(血瘀)。

西医诊断: 复发性流产, 高同型半胱氨酸血症。

治法: 活血利水。

方药: D二2方(自拟方)。

当归15g, 川芎9g, 炒白术10g, 茯苓10g, 泽泻10g, 赤芍30g, 牡丹皮12g, 泽兰15g, 丹参30g, 桃仁10g, 益母草30g, 炒王不留行子30g, 14剂。

二诊: 2016年8月10日。末次月经2016年7月9日来潮。舌淡红, 苔薄白, 脉细。

方药: D二2方, 14剂。

三诊: 2016年9月2日。无不适。

方药: D二2方, 14剂。

四诊: 2016年9月20日。症如上, 末次月经2016年9月8日来潮。

方药: D二2方, 14剂。

五诊: 2016年10月7日。D-二聚体0.45mmol/L。

方药: D二2方, 7剂。

六诊： 2016年10月14日。同型半胱氨酸10.7mmol/L。

方药： D二2方，7剂。

七诊： 2016年10月24日。无不适。

方药： D二2方，14剂。

八诊： 2016年11月9日。无不适，复查同型半胱氨酸。

方药： D二2方，7剂。

九诊： 2016年11月18日。无不适，末次月经2016年11月12日来潮。同型半胱氨酸8.7mmol/L。

方药： D二2方，5剂。

【按语】同型半胱氨酸水平增高，会导致血管内皮细胞损伤和低密度脂蛋白氧化，造成血管平滑肌持续性收缩以及缺氧，可破坏正常凝血机制，增加胎盘微小血管血栓形成的机会，导致胎儿宫内停育。

抗β₂糖蛋白1抗体阳性案

伍某，女，29岁。初诊：2014年3月28日。

因"不孕症"就诊。患者月经3月24日来潮未净。3月18日经前辅助检查: 抗β_2-糖蛋白1抗体52RU/mL (参考值<20RU/mL)。舌淡红, 苔薄白, 脉细。

中医诊断: 不孕症 (血瘀)。

首先解决抗β_2糖蛋白1抗体阳性问题。

治法: 活血化瘀, 清热凉血。

方药: ACA1号方 (自拟方)。

丹参10g, 益母草15g, 赤芍10g, 茯苓10g, 牡丹皮10g, 苎麻根20g, 莪术10g, 炒栀子10g, 山药15g, 土茯苓15g, 生地黄15g, 7剂。

二诊: 2014年4月8日~5月3日。无不适, 舌脉如上。

方药: 守上方, 28剂。

三诊: 2014年5月12日。复查抗β_2-糖蛋白1抗体阳性。无不适, 舌脉如上。

方药: D二方 (自拟方)。

丹参10g, 益母草20g, 赤芍10g, 茯苓10g, 牡丹皮9g, 苎麻根15g, 当归9g, 川芎6g, 泽泻10g, 炒白术10g, 莲房10g, 7剂。

四诊: 2014年5月20日至6月5日。

方药: 守上方, 14剂。

五诊: 2014年6月14日。复查抗β_2-糖蛋白1抗体: 28RU/

mL。无不适,舌脉如上。

方药: 守上方,7剂。

六诊: 2014年6月21日。无不适,舌脉如上。

方药: 守上方,7剂。

2014年7月1日复查抗β_2-糖蛋白1抗体阴性。

【按语】抗β_2-糖蛋白1抗体增高,主要见于抗磷脂抗体综合征和系统性红斑狼疮患者,抗磷脂抗体综合征与习惯性流产密切相关。D二方具有降低抗β_2-糖蛋白1抗体的作用,因而可以避免流产的发生。

• 卵巢储备功能下降案

叶某,女,26岁,未婚。初诊:2015年1月26日。

患者平素月经多提前,周期15~17天,经期2天,量少。近2年月经周期18~34天,经量、经色、经质同前,无腹痛,无乳胀。上次月经2014年12月19日来潮,末次月经2015年1月6日来潮。经期第4天辅助检查:促黄体生成素3.40U/L,促卵泡生成素20.45U/L,雌二醇<73pmol/L,孕酮1.60nmol/L,睾酮

1.63nmol/L，泌乳素170.91mIU/L，甲状腺功能正常。B超检查：子宫内膜厚度13mm，宫体三径之和14.9cm，两侧卵巢大小正常。舌淡红，苔薄白，脉细。

中医诊断： 月经先后不定期（冲任虚）。

西医诊断： 卵巢储备功能下降。

治法： 补肾调冲。

方药： 调冲汤（自拟方）。

菟丝子15g，枸杞子15g，覆盆子15g，巴戟天12g，淫羊藿10g，续断10g，当归9g，鸡血藤15g，茺蔚子10g，何首乌10g，路路通10g，香附12g，丹参15g，7剂。

二诊： 2015年2月2日。月经1月29日来潮，经量多，无血块，今未净，无腹痛。经期第3天测促黄体生成素3.16U/L，促卵泡生成素18.44U/L，睾酮1.61nmol/L。舌脉如上。

治法： 补肾益冲。

方药： 补胞汤（自拟方）。

熟地黄20g，紫河车10g（研粉吞），何首乌30g，菟丝子30g，巴戟天12g，淫羊藿15g，鹿角胶20g（烊冲），龟甲胶20g（烊冲），当归15g，桑寄生30g，黄精30g，鸡血藤30g，7剂。

定坤丹，每日2次，每次1丸。

三诊：2015年2月9日。症如上。舌脉如上。

方药：薯蓣丸加减。

山药15g，当归9g，桂枝6g，神曲10g，熟地黄15g，甘草5g，党参12g，川芎9g，芍药12g，白术12g，麦冬12g，杏仁10g，柴胡10g，桔梗5g，茯苓10g，阿胶10g（烊冲），干姜5g，大枣6枚，14剂。

四诊：2015年3月5日。月经3月2日来潮，经量正常。经期第3天测促黄体生成素2.88U/L，促卵泡生成素12.91U/L，雌二醇107pmol/L，孕酮3.19nmol/L，睾酮1.75nmol/L，泌乳素295.58mIU/L。舌脉如上。

方药：守上方，加黑大豆50g，苏梗20g，7剂。

五诊：2015年3月12日。经行6天净。舌脉如上。

方药：守上方，14剂。

六诊：2015年3月30日。经未转。舌脉如上。

方药：调冲汤。

菟丝子15g，枸杞子15g，覆盆子15g，巴戟天12g，淫羊藿10g，续断10g，当归10g，鸡血藤30g，茺蔚子10g，何首乌10g，路路通10g，香附12g，丹参15g，7剂。

七诊: 2015年4月15日。月经4月6日来潮。经期第4天测促黄体生成素2.22U/L，促卵泡生成素3.88U/L，睾酮1.94nmol/L。卵巢功能已经恢复正常。舌脉如上。

方药: 薯蓣丸加味。

山药15g，当归9g，桂枝6g，神曲10g，熟地黄15g，甘草5g，党参12g，川芎9g，芍药12g，白术12g，麦冬12g，杏仁10g，柴胡10g，桔梗5g，茯苓10g，阿胶10g（烊冲），干姜5g，大枣6枚，黑豆1把，苏梗20g，7剂。

【按语】卵巢储备功能下降，与肾、冲任功能衰弱有关。补胞汤由补肾及血肉有情之品组成，因而有较好疗效。经方薯蓣丸也有一定疗效。

非常肥胖引起不孕1年案

姚某，女，26岁。初诊: 2013年12月4日。

因"未避孕未孕1年余，要求助孕"就诊。患者性生活正常，丈夫精检未查。初潮11岁，平素月经紊乱，周期1.5~3个月，经期5天，经量少，色偏黯，无血块，无痛经，无乳胀。末次月经11月8日来潮，有腰酸。带下不多，纳寐可，二便调。身高172cm，体重120kg，身体质量指数为40.56，属于非常肥胖。今年2月起，因"多囊卵巢综合征"服用中药及达英-35治疗，药后头晕不适。体检：颈后及两侧大腿内侧出现黑棘皮征，脐上有毳毛。妇科检查：外阴无殊，阴道通畅，分泌物量多色白；宫颈光滑，宫体后位，质地中等，正常大小，活动，无压痛；两附件无压痛。2013年8月辅助检查：糖化血红蛋白6.1%，空腹血糖6.57mmol/L。抗胰岛素抗体测定阴性。2013年7月23日检测：黄体生成素6.06U/L，促卵泡生成素5.68U/L，雌二醇99pmol/L，孕酮1.25nmol/L，睾酮1.62nmol/L，泌乳素309.67mIU/L，甲状腺功能正常。2013年7月31日B超检查：子宫内膜厚度8mm，宫体三径之和13cm，两侧卵巢多囊样改变，左侧卵巢34 mm×19mm，右侧卵巢33 mm×19mm。2013年12月4日B超检查：子宫内膜厚度4mm，宫体三径之和11.1cm。舌淡红，苔薄白，脉细。

中医诊断： 不孕症（痰湿阻滞证）。

西医诊断： 多囊卵巢综合征，原发不孕，肥胖。

治法： 健脾祛湿，理气化痰。

方药: 苍术12g, 荷叶15g, 薏苡仁50g, 茯苓皮30g, 泽泻15g, 黑大豆30g, 苏梗30g, 车前子10g(包), 大腹皮12g, 槟榔10g, 炙大黄6g, 香附10g, 7剂。

二诊: 2013年12月11日。症如上, 舌脉如上。

治法: 燥湿豁痰。

方药: 苍附导痰汤合三子养亲汤。

苍术10g, 香附9g, 陈皮9g, 胆南星9g, 枳壳9g, 半夏12g, 川芎6g, 茯苓12g, 神曲6g, 莱菔子10g, 苏子6g, 白芥子5g, 3剂。

配合针刺促排卵治疗。

三诊: 2013年12月24日。带下较多, 如水, 色黄, 舌脉如上。

治法: 导下清热利湿。

方药: 导水丸加味。

炙大黄10g, 滑石20g, 炒黄芩10g, 黑丑10g, 蚕沙15g, 荷叶15g, 泽泻15g, 茯苓皮20g, 大腹皮20g, 车前子10g(包), 路路通10g, 7剂。

四诊: 2014年1月~2月。月经2月25日来潮。舌脉如上。

方药: 守12月11日、12月24日方加减, 如有不适, 随证易方化裁。

五诊: 2014年3月。子宫内膜厚度10mm, 卵泡偏小。

中药助孕汤配合尿促性素针、针刺排卵, 出现卵巢过度刺激现象。

六诊: 2014年4月。月经4月2日来潮, 促排卵治疗, 口服来曲唑片助孕。

七诊: 2014年5月23日。B超检查提示已排卵。指导同房、基础体温监测。

八诊: 2014年6月6日。测人绒毛膜促性腺激素63.9U/L, 成功受孕。

治法: 补肾安胎。

方药: 温肾安胎汤加减(自拟方)。

鹿角10g, 淫羊藿10g, 巴戟天10g, 菟丝子12g, 续断12g, 杜仲12g, 桑寄生12g, 莲房10g, 仙鹤草15g, 山药15g, 白术10g, 6剂。

黄体酮针, 每日1次, 肌内注射。

八诊: 2014年6月12日。水泻1周、日解5~6次, 伴腹痛。舌淡红, 苔薄白, 脉细。

治法: 清理湿热, 升阳止泻。

方药: 黄芩汤加味。

炒黄芩10g，炒白芍10g，炙甘草6g，大枣10g，煨葛根10g，防风10g，神曲5g，4剂。

继续注射黄体酮针。

九诊：2014年6月16日。大便软，次数频。舌淡红，苔薄白，脉细滑。

治法：健脾化湿止泻。

方药：七味白术散加味。

党参12g，炒白术10g，茯苓10g，藿香9g，葛根12g，木香6g，炙甘草6g，神曲10g，佩兰6g，炒谷芽10g，炒麦芽10g，防风10g，薤白10g，3剂。

十诊：2014年6月28日。B超检查示宫内早孕，7⁻周大小，胚芽长8mm，可见原始胎心搏动。

【按语】痰脂肥满塞胞宫，精卵虽好无地容；导下痰湿除肥脂，日久必定见奇功。

多囊卵巢综合征引起不孕3年案

林某，女，28岁。初诊：2014年9月10日。

因"未避孕未孕3年"就诊。患者13岁初潮，月经周期欠规则，4年前确诊为多囊卵巢综合征，曾服用达英-35约2个月。现月经周期3~4月，经期5~6天，近一年需用避孕药维持。末次月经8月29日来潮，经量中等，红色，有血块，无痛经，无乳胀。带下无殊，纳可，寐安，大便干结。生育史：0-0-0-0，性生活正常。丈夫精液检查：液化时间60分，前向活动精子8.88%。2013年12月至2014年8月行3次体外受精-胚胎移植术均失败。妇科检查：外阴无殊，阴道通畅，宫颈轻度炎症；宫体前位，质地中等，正常大小，活动，无压痛；两侧附件无压痛。舌淡红，苔薄白，脉细。

中医诊断： 不孕，月经后期（肝热）。

西医诊断： 原发性不孕，多囊卵巢综合征。

治法： 清热凉血，活血化瘀。

方药： 抑亢汤（自拟方）。

紫草20g，焦栀子10g，生地黄10g，龙胆草5g，柴胡10g，牡丹皮9g，川牛膝30g，枇杷叶15g，茜草10g，香附5g，丹参15g，制大黄6g，7剂。

二诊： 2014年9月18日。便溏，舌脉如上。

方药: 守上方, 去大黄, 7剂。

三诊: 2014年9月26日。月经9月25日来潮, 舌脉如上。

方药: 守上方, 去大黄, 加益母草15g, 14剂。

四诊: 2014年10月15日。雌二醇260pmol/L, 孕酮2.95nmol/L, 泌乳素234.77mIU/L。舌脉如上。

方药: 守上方, 加益母草15g, 牡丹皮10g, 7剂。

五诊: 2014年10月23日。经期将近, 舌脉如上。

方药: 守上方, 7剂。

六诊: 2014年11月3日。尿妊娠试验阴性。B超检查子宫内膜厚度8mm, 子宫三径之和12.2cm, 盆腔积液18mm。

方药: 首诊方加透骨草30g, 金钱草20g, 7剂。

七诊: 2014年11月10日。停经46天, 尿妊娠试验弱阳性。人绒毛膜促性腺激素18.2U/L, 雌二醇947pmol/L, 孕酮68.99nmol/L, 血清游离甲状腺素15.25pmol/L, 促甲状腺激素4.549μIU/mL, D-二聚体0.47μg/mL。

治法: 补肾安胎。

方药: 温肾安胎汤加减(自拟方)。

鹿角10g, 淫羊藿10g, 巴戟天10g, 菟丝子12g, 续断12g, 杜仲12g, 桑寄生12g, 莲房10g, 仙鹤草15g, 山药15g, 白术10g, 3剂。

配合黄体酮针肌注、叶酸口服等治疗。

八诊：2014年11月13日。雌二醇1576pmol/L，孕酮104.22nmol/L，人绒毛膜促性腺激素138.9U/L，血清游离甲状腺素11.95 pmol/L，促甲状腺激素4.921μIU/mL。

方药： 守上方，4剂，黄体酮针肌注。

九诊：2014年11月17日。病原微生物TORCH阴性。雌二醇1790pmol/L，孕酮124.14nmol/L，人绒毛膜促性腺激素730.2U/L。

方药： 守上方，4剂。

黄体酮针肌注。

【按语】抑亢汤可以降低多囊卵巢综合征患者的睾酮，减轻痤疮的发生。对于不孕症的治疗，常配合其他方法，效果更佳。

卵巢储备功能不全不孕6年案

徐某，女，30岁。初诊：2008年6月12日。

原发不孕6年，月经周期规则，经量不多、5～6天净，带下不多，经前乳房胀痛，输卵管碘油造影通畅。从2006年8月

9日开始治疗至10月，性激素检测促卵泡生成素升高，提示卵巢储备功能减退。2008年4月23日性激素测定：促卵泡生成素21.70mIU/mL，促黄体生成素5.71mIU/mL。在数年的治疗期间，曾经做过一次人工授精，反复使用中药助孕方药、尿促性素针，每月虽然可以排出成熟卵泡，子宫内膜也可以增殖至正常厚度，但是始终未能怀孕。末次月经5月5日来潮。舌淡红，苔薄白，脉细。

中医诊断：不孕（肾虚）。

西医诊断：原发性不孕，卵巢储备功能不全。

从5月14日起，卵泡期用助孕汤（自拟方：菟丝子12g，枸杞子15g，覆盆子15g，巴戟天12g，淫羊藿10g，鹿角10g，续断10g，杜仲12g，桑椹子15g，何首乌10g，紫石英30g，当归6g）加野海棠15g；黄体期用固冲汤（自拟方：菟丝子12g，枸杞子12g，覆盆子12g，巴戟天12g，淫羊藿10g，鹿角10g，旱莲草20g，女贞子10g，杜仲10g，续断12g，山药15g）加野海棠15g。连续治疗，同时与往常一样卵泡期配合使用尿促性素针。

6月3日月经来潮，6月5日性激素测定：促卵泡生成素4.81mIU/mL，促黄体生成素2.69mIU/mL，泌乳素54.16 mIU/

L。促卵泡生成素已经恢复正常。卵泡期、黄体期同样使用上述方药治疗。总共服药42剂，用野海棠630g。6月30日测血绒毛膜促性腺激素206.55mIU/mL，孕酮88.4nmol/L。证实已经怀孕。后足月分娩一健康男婴。

【按语】野海棠名叶下红，坊间乡里识与共；多年不孕欲求子，与鸡同烹多用雄。

雷公藤所致卵巢功能抑制不孕3年案

陈某，女，28岁。初诊：1999年3月18日。

6年前人流1次，未避孕3年未孕。后因突眼性甲状腺功能亢进，连续服用雷公藤多苷片10个月后，停经50天未转；潮热发冷，白带消失，性交痛，口苦，腰及小腹下坠，交接腹痛。嘱停服雷公藤多苷片；改服安宫黄体酮片，每次4mg，每日3次，连续3天，加服活血行经中药1个月，月经仍未转。性激素检测结果：促黄体生成素57.72IU/L，促卵泡生成素86.97IU/L，雌二醇21.2ng/L。舌淡红，苔薄白，脉细。

中医诊断: 不孕,月经后期(肾虚)。

西医诊断: 继发性不孕,雷公藤所致卵巢功能抑制。

治法: 补肾益冲。

方药: 助孕汤(菟丝子12g,枸杞子15g,覆盆子15g,巴戟天12g,淫羊藿10g,鹿角10g,续断10g,杜仲12g,桑椹子15g,何首乌10g,紫石英30g,当归6g)+乙烯雌酚片+安宫黄体酮片1个周期。

二诊: 1999年4月13日。服药期间阴道出现少量分泌物,性交痛、面部潮热症状消失,今阴道少量出血。舌脉如上。

治法: 活血行经。

方药: 丹参15g,牡丹皮10g,赤芍10g,茜草12g,桃仁10g,川牛膝15g,瞿麦10g,滑石15g,木通4g,蒲黄10g,益母草15g,3剂。

三诊: 1999年4月17日。经行3天净,舌脉如上。

乙烯雌酚片+安宫黄体酮片连续服用2个周期,月经分别于5月14日、6月16日来潮。

四诊: 1999年6月20日。益肾助孕中药+倍美力(每日0.625mg,连续22天)+氯蔗酚+绒毛膜促性腺激素(每日1000U肌内注射),连续2个月经周期,月经分别于7月24日、8月

21日来潮。

停止上述治疗方案，改用益肾调冲药物（九味调经汤）+经前用血府逐瘀汤，测量基础体温为单向，月经于9月28日来潮。

五诊： 1999年10月2日。卵泡期用调理冲任中药+倍美力（每日0.625mg，连续22天）+卵泡成熟时用活血行气中药+黄体期用补肾阴肾阳中药+基础体温过低时用绒毛膜促性腺激素（每日1000U肌内注射）。月经于10月30日来潮。

之后采用益肾助孕中药+倍美力+氯米酚方案，连续2个月经周期，均可见卵泡发育和排卵，但未能受孕。末次月经1999年12月1日来潮。

六诊： 1999年12月18日。暂停使用上述治疗方案，患者口渴。舌稍红，苔脉如上。

用《景岳全书》保阴煎加天花粉、川石斛、旱莲草、知母增损连续治疗。经B超监测均有排卵，但基础体温上升幅度不高。末次经期12月31日来潮。

此后，采用益肾助孕中药+氯米酚+绒毛膜促性腺激素，连续3个周期，其中卵泡过大闭锁、基础体温双相及正常排卵、基础体温双相各一个周期，另一个周期未B超监测。5月份未用氯米酚，卵泡发育至2.4cm×1.8cm，用戈那瑞林25μg肌内注射，卵泡顺利排出。如此，连续3个月经周期。

续诊一：2000年3月6日。末次经期11月4日来潮，舌脉如上。

益肾助孕中药+氯米酚，卵泡成熟后，用戈那瑞林25μg肌内注射。11月19日卵泡排出，口服益肾助孕汤加鹿角片、旱莲草、女贞子。

续诊二：2000年4月7日。经水未转，基础体温36.9℃，尿妊娠试验阳性。舌脉如上。

治法：温肾安胎。

方药：温肾安胎汤（自拟方）。

鹿角片10g，菟丝子12g，杜仲12g，桑寄生15g，续断12g，巴戟天12g，仙鹤草15g，莲蓬10g，淫羊藿10g，山药15g，5剂。

绒毛膜促性腺激素每日1000U肌内注射，连续10日。叶酸片，每日0.4mg，口服。

续诊三：2000年4月25日。B超检查示宫体6.6cm×5.5cm×6.0cm，宫内见2.9cm×2.2cm×2.6cm大小妊娠囊回声，囊壁清，规则，内见胎芽回声，胎心管搏动规则。

【按语】雷公藤可抑制卵巢功能，出现闭经、不孕，运用中西医结合的方法,具有较好的疗效。

子宫内膜损伤引起不孕2年案

汤某,女,28岁。初诊:2014年8月2日。

因"未避孕未孕2年,要求调理助孕"就诊。患者正常性生活未避孕未孕已2年,丈夫精液检查显示精子活力较差。平素月经规则,周期28~30天,经期7天,经量中等,色暗红,偶有血块;经期乳胀,偶有腰酸、痛经。末次月经2014年7月22~28日,7月11日于某医院生殖中心取卵。现夜寐差,入睡难,纳可,带下偏黄,二便调。2011年曾行输卵管碘油造影示左侧通畅,右侧不通;2013年复查示左侧尚通畅,右侧不通。生育史:0-0-1-0,2010年人工流产1次。妇科检查:外阴无殊,阴道通畅,分泌物量中等,色透明,无异味;宫颈光滑,子宫后位,偏小,质地中等,压痛,活动;左侧附件压痛,右侧无压痛。舌淡红,苔薄白,脉细。

中医诊断: 不孕(冲任不调)。

西医诊断: 继发性不孕,子宫偏小,盆腔炎性疾病后遗症。

治法: 益肾填精,调理冲任。

方药: 助孕汤(自拟方)。

菟丝子15g,枸杞子15g,覆盆子15g,巴戟天12g,淫羊藿10g,鹿角片10g,续断10g,杜仲12g,桑椹子15g,何首乌10g,紫石英30g,当归6g,7剂。

定坤丹,每日1丸,口服。

二诊: 2014年11月22日。月经11月3日来潮,今B超检查示子宫内膜厚度3mm,宫体三径之和9.1cm。提示子宫内膜过度损伤,子宫偏小。舌脉如上。

治法: 填补冲任。

方药: 补胞汤(自拟方)。

熟地黄20g,紫河车10g,何首乌30g,菟丝子30g,巴戟肉12g,淫羊藿15g,鹿角胶20g(调冲),龟甲胶20g(调冲),当归15g,槲寄生30g,黄精30g,鸡血藤30g,14剂。

定坤丹,每日1丸,口服。

三诊: 2014年12月6日。月经周期第34天,舌脉如上。

B超检查:子宫内膜厚度4mm,双侧卵巢小卵泡,最大12mm×9mm,子宫直肠窝积液。

方药: 八珍汤加味。

熟地黄12g，当归6g，炒白芍10g，川芎5g，党参12g，白术10g，茯苓10g，炙甘草6g，菟丝子12g，巴戟天12g，淫羊藿10g，枸杞子12g，14剂。

定坤丹，每日1丸，口服。

四诊：2014年12月27日。12月23日外院检测绒毛膜促性腺激素751.4mIU/mL，孕酮15.10ng/mL。现停经55天，查绒毛膜促性腺激素7033.5U/L，D-二聚体0.35μg/mL。舌脉如上。

治法：益肾安胎。

方药：温肾安胎汤（自拟方）。

鹿角10g，淫羊藿10g，巴戟天10g，菟丝子12g，续断12g，杜仲12g，桑寄生12g，莲房10g，仙鹤草15g，山药15g，阿胶10g（烊冲），荆芥炭10g，3剂。

黄体酮针20mg，每日1次，肌内注射。

【按语】胞宫损伤膜难长，填补冲任法可尝；虽有众方可一试，其效莫如补胞汤。

未破裂卵泡黄素化综合征不孕2年案

诸某，女，32岁。初诊：1996年3月3日。

患者已经生育一胎,再婚后2年未孕。月经周期40~50天,经量少,色淡,无块,伴下腹隐痛,无经前乳房胀痛。连续B超监测排卵2个周期,卵泡发育至一定程度均萎缩,基础体温呈现为双相。经期2月12日来潮。近来乳房胀痛明显,腰酸,带下不多。舌淡红,苔薄白,脉细。

中医诊断: 不孕,月经后期(冲任不调)。

西医诊断: 继发性不孕,未破裂黄素化卵巢综合征。

治法: 疏肝解郁。

方药: 预知子10g,路路通10g,香附10g,青皮8g,橘核10g,玫瑰花4g,郁金10g,白蒺藜10g,蒲公英15g,龙葵15g,麦芽30g,茯苓皮15g,3剂。

二诊: 1996年3月9日。乳房胀痛明显减轻,小腹冷,基础体温36.9℃。舌脉如上。

方药: 守上方,去郁金、龙葵;加野海棠12g,紫石英15g,3剂。

三诊: 1996年3月15日。经期3月12日来潮,经量多,有血块。下腹疼痛,喜按。舌淡红,苔薄白,脉细。

治法: 活血调经。

方药： 熟地黄12g，炒白芍10g，当归6g，川芎5g，益母草12g，香附8g，阿胶10g（烊冲），三七3g，党参12g，蒲黄炭8g，延胡索6g，3剂。

四诊： 1996年3月25日。月经周期第14天，基础体温36.5℃。舌脉如上。

治法： 活血化瘀，促进排卵。

方药： 血府逐瘀汤。

桃仁10g，红花9g，当归9g，生地黄12g，牛膝各20g，川芎9g，桔梗6g，赤芍15g，枳壳12g，甘草6g，柴胡10g，3剂。

五诊： 1996年4月1日。月经周期第21日，基础体温36.7℃。舌脉如上。

治法： 补肾阴，益肾阳。

方药： 固冲汤（自拟方）。

旱莲草15g，女贞子10g，菟丝子10g，枸杞子15g，覆盆子15g，巴戟天12g，淫羊藿10g，何首乌15g，熟地黄15g，桑椹15g，鹿角片10g，续断10g，3剂。

六诊： 1996年4月13日。经期4月9日来潮，未净。舌脉如上。

治法： 补益肝肾。

方药： 助孕汤（自拟方）。

菟丝子15g, 枸杞子15g, 覆盆子15g, 巴戟天12g, 淫羊藿10g, 鹿角片10g, 续断10g, 杜仲12g, 桑椹15g, 何首乌10g, 紫石英30g, 当归6g, 6剂。

定坤丹, 每日1丸, 口服。

七诊: 1996年5月27日。末次经期5月10～14日, 基础体温36.4℃。舌脉如上。

治法: 活血益肾。

方药: 十一味调经汤(自拟方)。

熟地黄15g, 当归6g, 白芍10g, 川芎6g, 续断10g, 菟丝子15g, 延胡索10g, 小茴香5g, 淫羊藿15g, 茺蔚子10g, 巴戟天12g, 3剂。

八诊: 1996年6月2日。月经周期第24天, 基础体温36.7℃, 大便秘结, 痔疮出血。舌脉如上。

治法: 滋补肝肾, 凉血止血。

方药: 桑椹30g, 旱莲草20g, 女贞子15g, 熟地黄12g, 野海棠12g, 山药15g, 何首乌20g, 巴戟天12g, 槐花12g, 地榆12g, 当归5g, 3剂。

脏连丸, 每次6g, 每日3次, 吞服。

九诊: 1996年6月14日。经水未转, 基础体温36.5℃。舌淡红，苔薄白，脉细。

治法：活血化瘀。

川牛膝30g，急性子30g，石见穿30g，桃仁10g，泽兰12g，延胡索10g，茺蔚子12g，当归8g，川芎8g，土鳖虫10g，刘寄奴10g，香附10g，3剂。

十诊： 1996年7月12日。经水未转，尿妊娠试验阳性。

【按语】未破裂卵泡黄素化综合征是指卵泡成熟但不破裂，卵细胞未排出而原位黄素化，形成黄体并分泌孕激素，引起效应器官发生一系列类似排卵周期的改变，是引起不孕的重要原因之一。治疗可借鉴活血化瘀法。

子宫腺肌症引起不孕4年案

谢某，女，33岁。初诊：2016年2月22日。

因"未避孕未孕4年"就诊。平素月经周期规则，经期30天，经量中等，有血块，5天净；伴痛经，腰酸，汗出，头晕，恶心。需服止痛药缓解，痛剧时不能坚持工作。经前乳胀，末次月经2月4日来潮。现纳可，寐安，大小便无殊。

生育史：1-0-2-1。2016年1月25日B超检查：子宫大小约78mm×66mm×67mm，光点增粗，提示子宫腺肌症。妇科检查：外阴无殊，阴道通畅，宫颈光滑；子宫前位，增大，活动，稍压痛；右侧附件轻压痛，左附件无压痛。舌淡红，苔薄白，脉细。

中医诊断： 不孕（瘀滞胞宫）。

西医诊断： 继发性不孕，子宫腺肌症，慢性盆腔炎。

治法： 活血消癥。

方药： 消癥汤（自拟方）。

半枝莲15g，白花蛇舌草15g，三棱10g，莪术10g，没药4g，乳香4g，橘核10g，皂角刺15g，海藻30g，牡蛎30g，石见穿15g，荔枝核10g，7剂。

二诊： 2016年3月1日。检测雌二醇333pmol/L，孕酮11.1nmol/L，泌乳素191.7 mIU/L，病原微生物TORCH阴性。经期将近。舌脉如上。

治法： 破血消癥。

方药： 腺肌汤（自拟方）。

三七5g，肉桂4g，三棱10g，莪术10g，没药4g，乳香4g，土蟅虫10g，水蛭9g，半枝莲15g，白花蛇舌草15g，皂角刺15g，海藻15g，续断15g，野荞麦根20g，7剂。

散结镇痛胶囊，每次4粒，每日3次，口服。

三诊： 2016年3月7日。月经3月4日来潮，经期第二天下腹疼痛半天后好转，经量、血块均较前减少，经色紫暗。今查雌二醇126pmol/L，促黄体生成素2.4U/L，促卵泡生成素6.5U/L，睾酮0.76 nmol/L。舌脉如上。

方药： 守2月22日方，7剂。

四诊： 2016年3月22日。体温37.6℃，咽喉疼痛，伴咳嗽。舌淡红，苔薄白，脉略浮数。

治法： 清风利咽。

方药： 银翘散加味。

金银花10g，连翘10g，竹叶10g，荆芥9g，牛蒡子10g，薄荷5g（后入），淡豆豉10g，桔梗5g，芦根15g，甘草6g，炒栀子10g，3剂。

五诊： 2016年3月29日。发热已退，舌脉如上。

治法： 补肾阴，益肾阳。

方药： 固冲汤（自拟方）。

女贞子10g，墨旱莲15g，菟丝子10g，杞子15g，覆盆子15g，巴戟肉12g, 淫羊藿10g, 熟地黄15g, 桑椹15g, 鹿角片10g, 续断10g, 7剂。

六诊: 2016年4月13日。月经3月4日来潮, 停经39天。小便偶有隐痛, 腰酸恶心。4月6日检测绒毛膜促性腺激素2295 mIU/L, 雌二醇283 pmol/L, 孕酮12.8 ng/mL; 4月11日测绒毛膜促性腺激素16232 mIU/L, 孕酮10.1ng/mL。舌淡红, 苔薄白, 脉细滑。

治法: 益肾安胎。

方药: 温肾安胎汤(自拟方, 鹿角10g, 淫羊藿10g, 巴戟天10g, 菟丝子12g, 续断12g, 杜仲12g, 桑寄生12g, 莲房10g, 仙鹤草15g, 山药15g, 阿胶10g, 荆芥炭10g)加减, 3剂。

2016年4月16日至2016年5月9日期间, 患者持续服用安胎汤保胎, 用黄体酮针及地屈孕酮片补充黄体功能。4月22日B超检测证实宫内早孕。

【按语】子宫腺肌症、子宫内膜异位症、卵巢子宫内膜囊肿均是引起不孕的因素, 而子宫腺肌症影响尤大。消癥汤或腺肌汤可以提高受孕几率。

子宫内膜多发息肉不孕4年案

冯某，女，27岁。初诊：2012年3月19日。

未避孕未孕4年余，性生活正常。男方为无精症（口述）。月经周期27~33天，经期5天。末次月经2012年3月13日来潮，经量较前减少1/3，色暗红，有血块，经期腹胀。平素腰胀，小腹偶胀，白带豆腐渣样；纳可，寐差，多梦，二便调。生育史：0-0-0-0。3月16日B超检查：子宫内膜多发性息肉，内膜厚度11mm。妇检无殊。舌淡红，苔薄白，脉细。

中医诊断：不孕（血瘀）。

治法：活血消癥。

方药：消癥汤（自拟方）加味。

半枝莲15g，白花蛇舌草15g，三棱10g，莪术10g，没药4g，乳香4g，橘核10g，皂角刺15g，海藻30g，牡蛎30g，石见穿15g，荔枝核10g，白僵蚕10g，白芷10g，乌梅10g，7剂。

二诊：2012年3月26日。腹胀，舌脉如上。

方药：守上方，加大腹皮10g，7剂。

三诊：2012年4月2日。无不适，舌脉如上。

方药: 守3月19日方, 7剂。

四诊: 2012年4月9日。发现霉菌性阴道炎。舌脉如上。

方药: 消癥汤加减, 7剂。朗依1盒, 每日1颗, 阴道用药。

五诊: 2012年4月16日。下肢水肿1周。舌脉如上。

尿常规检查无殊, 尿妊娠试验阳性。检测雌二醇927pmol/L, 孕酮58.91nmol/L, 绒毛膜促性腺激素639.2U/L。

治法: 益肾安胎。

方药: 温肾安胎汤 (自拟方。鹿角10g, 淫羊藿10g, 巴戟天10g, 菟丝子12g, 续断12g, 杜仲12g, 桑寄生12g, 莲房10g, 仙鹤草15g, 山药15g, 阿胶10g, 荆芥炭10g) 加减, 5剂。

【按语】子宫内膜多发性息肉属于增生性疾病, 严重者息肉会出现瘤样改变, 这是运用消癥汤的依据。配合白芷、僵蚕、乌梅治疗息肉是我的临床经验。

输卵管积水粘连不孕7年案

陈某, 女, 28岁。初诊: 2002年6月19日。

未避孕7年未孕, 月经周期28天, 经期2~3天, 经量少, 色暗红, 夹血块。经前偶有小腹疼痛。带下量多, 色黄, 有异味。2002年5月8日, 腹腔镜检查提示: 两侧输卵管积水、粘连。经期6月8日来潮。妇科检查: 外阴无殊, 阴道通畅; 宫颈光滑, 宫体前位, 正常大小, 活动, 质中, 压痛; 两侧附件压痛。生育史: 0-0-2-0。舌淡红, 苔薄白, 脉细。

中医诊断: 不孕 (瘀热阻滞)。

西医诊断: 继发性不孕, 慢性盆腔炎症疾病后遗症, 两侧输卵管积水伴粘连。

治法: 活血化瘀, 清理湿热。

方药: 三七大血藤汤 (自拟方)。

三七4g, 大血藤30g, 莪术12g, 三棱12g, 皂角刺15g, 制乳香5, 制没药5g, 水蛭10g, 蒲公英20g, 败酱草20g, 丹参15g, 石见穿30g, 大腹皮12g。

以上方加减, 20剂。大黄䗪虫丸, 每次2丸, 一日2次, 口服。

另活血化瘀灌肠液 (自拟方: 丹参30g, 制乳没各10g, 三棱15g, 莪术15g, 海藻15g, 桃仁10g, 大血藤30g, 水煎成100mL), 每天1次保留灌肠, 结合物理微波治疗。

治疗期间监测基础体温为单相。

二诊：2002年7月12日。经期7月10日来潮，今未净，经量中等，下腹疼痛，大便稍结。舌脉如上。

治法：调气清湿热。

方药：四逆清带汤加减（自拟方）。

柴胡10g，白芍10g，枳壳8g，蒲公英15g，大蓟15g，小蓟15g，鱼腥草15g，大血藤10g，败酱草12g，贯众15g，决明子10g，川楝子10g，生甘草5g，3剂。

三诊：2002年7月17日。经行3天净，舌脉如上。

治法：活血化瘀，清理湿热。

方药：守6月19日方，19剂。

大黄䗪虫丸，每次2丸，一日2次，口服。

另活血化瘀灌肠液保留灌肠，结合物理微波治疗。

检测基础体温高相可达36.7℃。

四诊：2002年8月8日。经期8月8日来潮，无不适。舌脉如上。

方药：守2002年7月12日方，4剂。

五诊：2002年8月12日。经水已净，无不适。舌脉如上。

方药：守6月19日方，21剂。

加减：外阴瘙痒加白鲜皮12g，地肤子12g；头痛加决明子20g，菊花12g，珍珠母20g；乳房胀痛加山慈姑12g，夏枯草12g，漏芦12g。

大黄䗪虫丸，每次2丸，一日2次，口服。

另活血化瘀灌肠液保留灌肠，结合物理微波治疗。

六诊：2002年9月16日。月经未潮，尿妊娠试验阳性。给予住院保胎，后经B超检查证实宫内单胎，存活。

【按语】输卵管积水伴粘连造成的不孕症确是难治之疾，内服、保留灌肠、物理疗法三联治疗，部分患者或可取效。

卵巢早衰不孕2年案

张某，女，37岁。初诊：2020年9月30日。

因"IVF-ET取卵1次，配型不成功，发现卵巢早衰2个月"就诊。患者再婚后2年未孕，性生活正常，丈夫精液检查正常。末次月经9月28日来潮，经量中等，经色鲜红，偶有血块，无痛经，无腰酸，偶有乳房胀痛。胃纳可，二便调。生育史：1-0-3-1（与前夫13年前剖宫产1次，计划内终止妊娠1次）。辅助检查: 血型B(+), 2020年9月5日性激素: 促黄体生成素（LH）5.27IU/L, 卵泡刺激素（FSH）14.33IU/L, 雌二醇（E$_2$）32.8pg/mL, 泌乳素（PRL）9.36ng/mL, 睾酮（T）1.07nmol/L, 孕酮（P）0.17pg/mL; 甲状腺功能、肝功能正常。2020年9月30日子宫附件彩超检查: 子宫多发肌瘤, 子宫内膜4.8mm。2020年7月23日AMH0.06ng/mL。舌淡红, 苔薄白, 脉细。

中医诊断: 经水早断（肾阳亏虚）。

西医诊断: ①卵巢早衰; ②子宫多发肌瘤。

治法: 温肾助孕。

方药: 助孕汤（自拟方）。

菟丝子15g, 枸杞子15g, 覆盆子15g, 巴戟天12g, 淫羊藿10g, 鹿角片10g, 续断10g, 当归6g, 杜仲15g, 桑椹15g, 紫石英30g, 7剂。

定坤丹, 每次5g, 一日2次。辅酶Q10, 每次1粒, 1日2次。

二诊: 2020年10月8日。腰酸好转, 无明显不适。舌淡红, 苔薄白, 脉细。

方药: ①助孕汤（自拟方）。

菟丝子15g, 枸杞子15g, 覆盆子15g, 巴戟天12g, 淫羊藿10g, 鹿角片10g, 续断10g, 当归6g, 杜仲15g, 桑椹15g, 紫石英

30g, 7剂。

②固冲汤(自拟方)。

旱莲草15g, 菟丝子10g, 枸杞子15g, 覆盆子15g, 巴戟天12g, 淫羊藿10g, 熟地黄15g, 桑椹15g, 鹿角片10g, 续断10g, 6剂。

三诊: 2020年10月28日。月经未潮, 自测尿妊娠试验阴性, 无明显不适。舌脉如上。

方药: 助孕汤加石楠叶12g, 叶下红15g, 14剂。

四诊: 2020年11月13日。停经51天, 2020年11月7日尿妊娠试验阳性, HCG628.9IU/L, $E_2$835.4pmol/L, P100.4pmol/L; D-二聚体220ng/L, TSH1.14nmol/L; 2020年11月9日复查HCG1538IU/L, $E_2$1027pmol/L, P105.4pmol/L; 2020年11月12日复查HCG5395IU/L, $E_2$1160pmol/L, P120.2pmol/L, AMH0.14ng/mL。无阴道流血, 无腹痛, 偶有腰酸, 乏力, 胃纳可, 二便正常。舌淡红, 苔薄白, 脉细。

方药: 安胎汤(自拟方)加味。

山药15g, 巴戟天12g, 鹿角片10g, 淫羊藿15g, 仙鹤草20g, 续断10g, 菟丝子15g, 桑寄生15g, 莲房10g, 杜仲10g, 炒白术10g, 4剂。

【按语】卵巢早衰大多责之肾虚，无论是偏于肾阳虚还是偏于肾阴虚，治疗上补肾是大法。

输卵管堵塞性不孕1年案

吴某，女，28岁。初诊：2014年8月4日。

因"未避孕未孕1年，痛经10年"就诊。患者月经规则，周期28天，经期5天。末次月经7月10日，经量中等，经色黯红，夹血块；经行腹痛，第一天痛剧，需卧床休息。纳寐正常，二便调。7月18日输卵管碘油造影：左侧不通，右侧通而不畅。妇科检查：外阴无殊，阴道通畅，分泌物量中色白；宫颈光滑，宫体后位，偏小，质地中等，活动，无压痛；两侧附件无压痛。生育史：0-0-4-0。舌淡红，苔薄白，脉细。

中医诊断：不孕（湿热瘀阻）。

西医诊断：继发性不孕，两侧输卵管阻塞。

治法：活血化瘀，清利湿热。

方药：①三七大血藤汤（自拟方），非经期服用。

三七4g，大血藤30g，莪术12g，三棱12g，皂角刺15g，制乳香5g, 制没药5g, 水蛭10g, 蒲公英20g, 败酱草20g, 丹参15g, 石见穿30g, 大腹皮12g, 7剂。

活血化瘀灌肠液（自拟方: 丹参30g, 制乳没各10g, 三棱15g, 莪术15g, 海藻15g, 桃仁10g, 大血藤30g, 水煎成100mL）50mL, 保留灌肠, 每天1次。

②腺肌汤（自拟方）, 经期服用。

三七5g, 肉桂4g, 三棱10g, 莪术10g, 制乳香4g, 制没药4g, 土鳖虫10g, 水蛭9g, 半枝莲15g, 白花蛇舌草20g, 皂角刺10g, 海藻15g, 续断15g, 野荞麦根20g, 5剂。

十诊: 2014年8月20日。末次月经8月6~11日, 无不适。舌脉如上。

治疗自8月20日至12月15日。

①非经期: 三七大血藤汤, 煎服。活血化瘀灌肠液, 每天50mL, 保留灌肠。

②经期: 活血利水, 清理湿热。当归芍药散加味（自拟方）。

当归9g, 炒白芍10g, 川芎9g, 茯苓10g, 泽泻10g, 炒白术10g, 柴胡10g, 枳壳10g, 大血藤20g, 蒲公英15g, 白花蛇舌草20g, 延胡索10g。

十一诊: 2015年1月13日。月经2014年12月18日来潮。2014年12月29日输卵管碘油造显示两侧输卵管通畅。

十二诊至十五诊: 重复上述治疗。

十六诊: 2015年4月8日。月经4月2~7日。舌脉如上。

治法: 益肾助孕。

方药: 助孕汤(自拟方)。

菟丝子12g,枸杞子15g,覆盆子15g,巴戟天12g,淫羊藿10g,鹿角10g,续断10g,杜仲12g,桑椹子15g,何首乌10g,紫石英30g,当归6g,5剂。

活血化瘀灌肠液,每天50mL,保留灌肠。

十七诊: 2015年4月13日。子宫内膜厚度7mm,右侧卵泡20mm×18mm。舌脉如上。

治法: 活血化瘀。

方药: 排卵汤(自拟方)。

急性子15g,茺蔚子12g,丹参15g,三棱12g,莪术12g,王不留行15g,刘寄奴12g,当归8g,路路通10g,香附10g,大腹皮15g,䗪虫10g,1剂。

十八诊: 2015年4月14日。子宫内膜厚度7mm,提示已排卵。舌脉如上。

治法: 补肾阳，滋肾阴。

方药: 固冲汤（自拟方）。

菟丝子12～30g，枸杞子12～20g，覆盆子12～20g，巴戟天12g，淫羊藿10g，鹿角10g，旱莲草20g，女贞子10～20g，杜仲10g，续断12g，山药15g，14剂。

十九诊: 2015年5月6日。停经34天，无明显不适。血绒毛膜促性腺激素6200U/L，孕酮88.17nmol/L，雌二醇822pmol/L，血清游离甲状腺素13.43pmol/L，促甲状腺素1.69μIU/mL，D-二聚体0.41μg/mL。舌脉如上。

治法: 益肾安胎。

方药: 温肾安胎汤（自拟方）加减，3剂。

后续治疗以保胎为主，直至B超检查发现胎心管搏动为止。

【按语】输卵管堵塞性不孕治疗的难度虽不及输卵管积水伴粘连，但治疗的方法则相同。

两侧输卵管积水案

揭某，女，34岁。初诊: 2013年5月15日。

2010年前因"左侧输卵管妊娠"行保守治疗，2012年再次因"左侧输卵管妊娠"行"腹腔镜下左侧输卵管开窗取胚术"。术后输卵管造影显示：两侧输卵管伞端扩张积水，左侧尤甚。现无不适，纳可，寐浅，二便调畅。平素月经规律，周期28~32天，经期4天。末次月经4月28日来潮，经量中等，经色暗，无痛经，无血块。白带量中，白色无异味。生育史：0-0-3-0（自然流产1次，异位妊娠2次）。既往史：梅毒。妇科查检：外阴无殊；阴道通畅，分泌物量少，色白，质稠；宫颈光滑；宫体后位，正常大小，质地中等，活动，轻压痛；左侧附件无压痛，右侧附件轻压痛。舌淡红，苔薄白，脉细。

中医诊断：不孕（水血互阻）。

西医诊断：两侧输卵管积水。

治法：活血化瘀，行气利水。

方药：积水汤（自拟方）。

穿山甲6g，土鳖虫10g，泽兰10g，王不留行30g，水蛭9g，大腹皮20g，益母草30g，制大黄9g，琥珀5g（吞服），乌药9g，14剂。

外用：活血化瘀灌肠液（自拟方）。

丹参30g，制乳没各10g，三棱15g，莪术15g，海藻15g，桃仁10g，大血藤30g，加水煎成100mL，每日1剂，保留灌肠。

二诊：2013年6月4日。月经2013年5月29日来潮。服药后阴道排液量多。B超检查显示左侧卵巢边缘囊肿17mm×14mm，子宫未见异常，子宫内膜厚度4mm。

方药：守上方，14剂。

活血化瘀灌肠液，每日1剂，保留灌肠。

三诊：2013年6月25日。B超检查显示子宫内膜厚度10mm，左卵巢旁囊肿16mm×14mm，无输卵管积水。

方药：当归芍药散加味（自拟方）。

当归9g，川芎9g，炒白芍10g，茯苓10g，泽泻10g，炒白术10g，柴胡10g，枳壳10g，大血藤20g，蒲公英15g，白花蛇舌草10g，延胡索10g，14剂。

活血化瘀灌肠液，每日1剂，保留灌肠。

四诊：2013年11月5日。B超检查显示两侧输卵管积水已经消失。

【按语】输卵管造影提示的阻塞不同积水不同，后者往往伴有输卵管的粘连，如输卵管开口处的粘连，故治疗的难度更大。

子宫内膜息肉样增生案

谷某，女，40岁。初诊：2005年1月17日。

因"月经后期1年"就诊。患者月经周期40~60天，经期6~7天。带下多色黄，有异味。末次月经1月7日。妇科检查：外阴无殊，阴道通畅，宫颈重度柱状上皮外移；宫体后位，增大，活动，质地中等，压痛；左附件压痛，右附件压痛无压痛。B超检查：宫体65mm×54mm×67mm，子宫内膜厚度13mm；宫腔内见大小不等絮状团，最大为24mm×8mm×7mm；宫前后壁见低回声团11mm×7mm、4mm×5mm，右卵巢见29mm×22mm×29mm囊性暗区。生育史2-0-0-2。已行输卵管结扎术。舌淡红，苔薄白，脉细。

中医诊断：月经后期（冲任失调）。

西医诊断：子宫内膜息肉样增生，子宫肌瘤，右卵巢囊肿，慢性盆腔炎性疾病后遗症。

治法：清热解毒，活血散结。

方药：消癥汤（自拟方）加味。

半枝莲30g，白花蛇舌草30g，皂角刺30g，莪术15g，三棱

172

15g, 牡蛎30g, 海藻30g, 制乳香4g, 制没药4g, 荔枝核15g, 橘核15g, 石见穿30g, 紫草20g, 蒲公英15g, 大血藤20g, 败酱草15g, 12剂。

二诊: 2005年2月1日。经期将近, 胃脘胀, 嗳气。舌脉如上。

B超检查: 宫体60mm×51mm×54mm, 子宫内膜9mm, 宫腔内见多个稍高回声光团, 边界欠清, 最大为9mm×6mm×11mm, 右卵巢见25mm×20mm囊性暗区。

方药: 守上方, 加陈皮10g, 砂仁4g (冲), 蛇莓15g, 14剂。

三诊: 2005年2月16日。月经2月3日来潮, 经量不多, 6天净。腰坠, 小腹隐痛, 恶心, 纳欠。舌脉如上。

B超检查: 宫体偏大, 子宫内膜厚度12mm, 回声不匀, 子宫前后壁见12mm×8mm、4mm×5mm低回声团, 边界清晰。

方药: 守上方, 去蛇莓; 加半夏10g, 蒲公英15g, 神曲10g, 14剂。

以后B超复查, 未发现子宫内膜过度增生现象。

【按语】参见"子宫内膜多发息肉不孕4年案"条。

卵巢过度刺激综合征案

林某，女，29岁。初诊：2003年11月4日。

婚后半年未孕，月经15岁初潮，周期延后1周，或需要黄体酮治疗后来潮，基础体温单相。B超检查：子宫正常大小，两侧卵巢正常大小，见较多小卵泡发育。停经3个月，内分泌检查：雌二醇186.6pmol/L（黄体期正常值202.0~774.0pmol/L），泌乳素381.5μIU/mL，孕酮0.75nmol/L（黄体期正常值10.62~81.28 nmol/L），睾酮2.8nmol/L（正常值0.5~2.6nmol/L），月经周期第3天测促卵泡生成素4.4mIU/mL（卵泡期正常值2.5~10.2mIU/mL），促黄体生成素18.7mIU/mL（卵泡期正常值1.9~12.5mIU/mL），促黄体生成素/促卵泡生成素＞4。妇科检查提示子宫颈柱状上皮外移、两侧附件炎。经过2个月经周期的妈富隆片口服和中药抗炎治疗之后，促卵泡生成素3.6mIU/mL，促黄体生成素2.9mIU/mL，睾酮＜0.35nmol/L。8月份给予中药助孕和注射绒毛膜促性腺激素针，未见卵泡发育；9月份给予枸橼酸氯米酚胶囊+尿促性素针，仅见小卵泡发育。末次月经10月24日来潮。舌淡红，苔薄白，脉细。

中医诊断: 月经后期(冲任失调)。

西医诊断: 多囊卵巢综合征,两侧附件炎。

使用促使卵泡发育和促使卵泡排出的枸橼酸氯米酚胶囊+尿促性腺激素+绒毛膜促性腺激素治疗方案后出现下腹胀甚,尿意频短,尿检正常。B超显示:子宫内膜厚度11mm。左侧卵巢59mm×40mm,内见20mm×19mm、17mm×14mm、22mm×15mm、20mm×14mm、20mm×16mm、15mm×13mm、18mm×13mm、15mm×11mm、14mm×13mm囊性暗区,壁光滑,内透声佳;右侧卵巢65mm×44mm,内见16mm×14mm、13mm×12mm、14mm×9mm、20mm×16mm、19mm×12mm、14mm×11mm、17mm×10mm、17mm×13mm、13mm×10mm、16mm×14mm、16mm×15mm、13mm×13mm、14mm×13mm、16mm×10mm囊性暗区,壁光滑,内透声佳。舌淡红,苔薄白,脉细。

中医诊断: 腹胀(气滞湿阻)。

西医诊断: 卵巢过度刺激综合征。

治法: 温阳化气,利水渗湿。

方药: 五苓散合五皮散加减。

茯苓皮30g，猪苓20g，白术30g，泽泻10g，桂枝6g，大腹皮20g，陈皮9g，桑白皮10g，赤小豆45g，车前子10g（包），槟榔10g，天仙藤10g，5剂。

二诊：2003年11月8日。舌脉同上。

B超检查：子宫内膜厚度14mm，左侧卵巢见28mm×26mm、26mm×25mm、23mm×17mm、32mm×21mm、29mm×19mm、20mm×16mm、23mm×15mm囊性暗区，壁光滑，内透声佳；右侧卵巢见32mm×29mm、29mm×23mm、30mm×19mm、30mm×25mm、23mm×17mm、19mm×14mm、21mm×15mm、21mm×13mm、19mm×14mm、20mm×17mm囊性暗区，壁光滑，内透声佳。子宫直肠凹见11mm液性暗区。

三诊：2003年11月10日。下腹胀减轻，小便转长。舌淡红，苔薄白，脉细。

B超检查：子宫内膜厚度16mm，左侧卵巢72mm×54mm，可见44mm×38mm、36mm×24mm、32mm×23mm、38mm×34mm、20mm×16mm、20mm×16mm、30mm×25mm囊性暗区，壁光滑，内透欠声佳；右侧卵巢80mm×51mm、可见42mm×30mm、42mm×43mm、

38mm×33mm、38mm×31mm、23mm×18mm囊性暗区，壁光滑，内透欠声佳。子宫直肠凹见19mm液性暗区。

方药：守上方，加槟榔至20g，5剂。

四磨汤口服液，每次1支，每日2次，口服。

四诊：2003年11月17日。下腹胀除，偶觉隐痛，小便正常。舌脉如上。

治法：和血行气，渗湿清热。

方药：当归芍药散加味。

当归9g，白芍12g，川芎6g，白术12g，茯苓皮20g，泽泻12g，蒲公英15g，大血藤20g，大腹皮15g，延胡索10g，川楝子10g，赤小豆45g，5剂。

四磨汤口服液，每次1支，每日2次，口服。

五诊：2003年11月29日。月经11月21日来潮，净已3天，腹部已无不适。

B超检查：子宫51mm×46mm×49mm，子宫内膜厚度6mm，左侧卵巢50mm×28mm，见30mm×17mm囊性暗区；右侧卵巢49mm×37mm，见26mm×17mm囊性暗区。子宫直肠凹未见液性暗区。

【按语】过度刺激腹鼓胀，五苓五皮四磨汤；温阳行气又利水，水去气调通体宽。

盆腔淤血综合征3年案

颜某，女，38岁。初诊：2005年3月7日。

经期下腹疼痛剧烈3年多，每需服用止痛片方可缓解。经量正常，经色暗红夹块。经前乳房胀痛，下腹胀，右侧少腹疼痛，性交下腹疼痛，尿意至时下腹亦痛。近来下腹疼痛加重，步履时亦痛。白带量少色白，有异味。纳可，大便常秘。生育史：2-0-3-2。B超检查提示盆腔积液56mm×31mm。末次月经2月16日来潮。妇科检查：外阴无殊，阴道通畅；子宫颈肥大，着色紫，宫体后位，正常大小，活动，质地中等，压痛；两侧附件压痛。舌淡红，苔薄白，脉细。

中医诊断：痛经，交接腹痛（瘀热阻滞）。

西医诊断：盆腔炎症性疾病后遗症，盆腔淤血综合征。

治法：活血化瘀，清理湿热。

方药：抵当汤合桂枝茯苓丸加味。

水蛭10g, 虻虫6g, 桃仁10g, 制大黄10g, 桂枝6g, 茯苓10g, 白芍10g, 牡丹皮10g, 大血藤30g, 蒲公英15g, 延胡索15g, 血竭4g, 7剂。

二诊: 2005年3月14日。经期将近, 下腹疼痛减轻。舌脉如上。

治法: 活血化瘀, 理气止痛。

方药: 下瘀血汤合桂枝茯苓丸加味。

制大黄10g, 桃仁10g, 土鳖虫10g, 桂枝6g, 茯苓10g, 白芍10g, 牡丹皮10g, 益母草30g, 延胡索15g, 香附10g, 蒲黄10g, 五灵脂10g, 7剂。

三诊: 2005年3月28日。月经3月16日来潮, 经量较多, 3天净, 无痛经。大便秘结。舌脉如上。

治法: 活血化瘀, 清理湿热。

方药: 下瘀血汤合桂枝茯苓丸加味。

制大黄10g, 桃仁10g, 土鳖虫10g, 桂枝6g, 茯苓10g, 白芍10g, 牡丹皮10g, 延胡索15g, 川楝子10g, 大血藤30g, 蒲公英15g, 血竭5g, 7剂。

四诊: 2005年4月14日。月经4月11日来潮, 无痛经。舌脉如上。

治法: 活血化瘀, 清理湿热。

方药: 抵当汤合桂枝茯苓丸加味。

水蛭10g, 虻虫6g, 桃仁10g, 制大黄10g, 桂枝6g, 茯苓10g, 白芍10g, 牡丹皮10g, 大血藤30g, 蒲公英15g, 败酱草15g。7剂, 经后服。

五诊: 2005年4月22日。无不适, 舌脉如上。

方药: 守上方, 续进14剂。

六诊: 2005年5月10日。月经5月8日来潮, 经量不多, 无痛经。舌脉如上。

方药: 守3月7日方, 续进21剂。

七诊: 2005年6月8日。月经6月7日来潮, 经量中等, 无痛经。舌脉如上。

治法: 活血化瘀, 清热止痛。

方药: 桂枝茯苓丸加味。

桂枝6g, 茯苓10g, 白芍10g, 牡丹皮10g, 桃仁10g, 益母草20g, 延胡索10g, 丹参12g, 香附10g, 鸡血藤20g, 大血藤20g, 蒲公英20g, 7剂。

【按语】盆腔瘀血湿热生, 交接行经腹痛增; 桂枝茯苓下瘀血，抵当可将病痛分。

围绝经期综合征2年案

陈某，女，56岁。初诊：2010年12月8日。

绝经1年余，潮热出汗2年，偏头痛。10月16日阴下见红，量中，咖啡色，至今未净。B超检查：左侧卵巢26mm×18mm，右侧卵巢21mm×9mm。舌稍红，苔薄白，脉细。

中医诊断：绝经前后诸证（肾虚肝热）。

西医诊断：围绝经期综合征。

治法：滋肾平肝。

稽豆衣30g，浮小麦30g，糯稻根30g，石决明30g，钩藤12g，白芍12g，青蒿10g，龟甲胶10g（烊冲），鳖甲15g，7剂。

二诊：2010年12月21日。阴道出血净，潮热出汗、偏头痛均除，带下色白量多5天，无异味，无阴痒。舌脉如上。

方药：守上方，加芡实30g，金樱子15g，7剂。

【按语】经歇汗出热如潮，水不涵木徐娘老；豆麦糯稻龟鳖甲，决明钩藤芍青蒿。

盆腔炎症性疾病后遗症急性发作便秘案

沙某，女，42岁。初诊：2019年4月25日。

因"腹部胀痛2天，发热1天"就诊。患者从小学开始饮食习惯一直正常，但经常排便困难，找不到便秘原因。有时课间突然腹痛而大便塞在肛门口，如厕又不能，难受至极。工作后大便3~5天解1次，甚至更久，或只能用开塞露。曾经尝试过各种方法，如服牛黄解毒片、排毒养颜胶囊，都只是暂时缓解，无法根治。患者4月23日晚食冰箱中的山竹后，出现上腹胀、下腹痛、吐口水、嗳气，服用姜汤无效；次日仍腹胀腹痛，不能直起身体，先后服用一些理气止痛中成药后均无效，不敢进食，食少，偶有矢气，排气后腹部胀痛稍减轻，但仍较剧，呈筋吊感，不敢呼吸。4月25日开始发热，体温37.8℃，腹部胀痛，进食后胃脘胀，不能多食。生育史：1-0-2-1。查体：腹胀，全腹压痛，脐周及小腹压痛明显；妇检宫体压痛明显，两侧附件压痛。舌淡红，苔薄白，脉细数。

中医诊断：腹痛，便秘（寒热气滞）。

西医诊断：慢性盆腔炎急性发作。

治法： 温中导滞，行气清热。

方药： 厚朴七物汤加味。

厚朴15g，炙甘草6g，桂枝6g，制大黄6g，枳实12g，生姜3片，大枣3枚，大腹皮15g，蒲公英15g，败酱草15g，大血藤20g，延胡索10g，3剂。

0.9%氯化钠100mL+头孢曲松钠针2.0g，静脉滴注，每日1次。奥硝唑针100mL，静脉滴注，每日2次。

4月26日电话问诊，药后腹胀减轻，腹痛未除，大便未解，体温波动在37.5～38℃。

在原方基础上加砂仁5g，川楝子10g。

4月27日电话问诊，下腹胀痛减轻，纳可，无胃胀不适，发热未退，大便未解。

在原方基础上加吴茱萸3g，制大黄加至10g。

二诊： 2019年4月28日。胃纳佳，胃脘转舒，下腹胀痛续减，大便未解。体温37.5℃。舌脉如上。

查血常规：白细胞$4.3×10^9$/L，血红蛋白95g/L。

治法： 温通活血清下。

方药： 大黄附子汤合大黄牡丹汤加减。

淡附片6g，制大黄10g，牡丹皮10g，大腹皮15g，桃仁10g，

183

冬瓜子20g, 玄明粉10g(冲), 厚朴10g, 大血藤20g, 延胡索10g, 枳壳12g, 2剂。

当晚, 服半剂药后腹胀如鼓, 但无便意; 继续服用, 仍无便意; 使用开塞露后解大便1次, 量不多, 腹胀减轻。

4月29日电话问诊, 上症减轻, 晨解少许大便, 体温37.4℃。嘱继续服上方。

4月30日晚上电话问诊, 体温正常, 解大便少许, 上症续减、近愈, 胃纳正常。

5月2日电话问诊, 5月1日开始体温、大便正常, 胃纳正常, 腹痛除, 无不适。

11月11日随访, 慢性盆腔炎及便秘均未复发。

【按语】寒凝阻滞宜温通, 便闭腹痛难从容; 厚朴七物应加味, 大黄附子最正宗。

盆腔炎症性疾病后遗症20年案

叶某, 女, 75岁。初诊: 2021年6月7日。

患者下腹疼痛20年, 尾骶痛, 带多、色黄, 寐差。妇科检查：外阴无殊，阴道口、阴道壁、宫颈轻微充血，分泌物量少，色黄；宫颈、宫体萎缩，压痛轻微；两侧附件压痛，三合诊二宫骶韧带触痛。舌淡红，中腻，脉细。

中医诊断： 腹痛（气阻湿热）。

西医诊断： 慢性盆腔炎性疾病后遗症，老年性阴道炎。

治法： 行气活血，清热利湿。

方药： 荔橘调气汤（自拟）。

乌药10g，青皮10g，荔枝核10g，橘核10g，小茴香5g，大腹皮10g，延胡索10g，川楝子10g，大血藤20g，枳壳10g，蒲公英15g，香附10g，鸡血藤20g，7剂。

清热解毒灌肠液，保留灌肠。保妇康栓塞阴道。

二诊： 2021年6月15日。腹痛范围缩小，程度减轻，带下增多、色黄如涕，尾骶痛减。舌脉如上。

方药： 守上方，加贯众15g，桔梗6g，7剂。

清热解毒灌肠液保留灌肠。

三诊： 2021年6月22日。带下量减、色变淡，腹、尻痛缓，寐较佳。舌脉如上。

方药： 荔橘调气汤加贯众15g，桔梗9g，败酱草15g，7剂。

清热解毒灌肠液保留灌肠,保妇康栓塞阴道。

四诊: 2021年6月29日。带下续减、色淡黄,尾骶痛减。舌脉如上。

方药: 守上方,加椿根皮20g,7剂。

清热解毒灌肠液保留灌肠。

五诊: 2021年7月6日。腹痛除,带下已正常,腰尻微痛,寐难,口苦。舌脉如上。

方药: 荔橘调气汤加败酱草15g,桔梗9g,苦参6g,首乌藤20g,7剂。

乌灵胶囊,每次3粒,一日3次。

【按语】慢性盆腔炎性疾病后遗症中有湿热互结者,有瘀血内停者;有气机阻滞者。应当分别治疗,方能取得明显疗效。

盆腔炎症性疾病后遗症5个月案

张某,女,23岁。初诊:2005年4月20日。

患者左侧少腹疼痛、下坠反复发作,经期加重5个月。白带量中等,月经周期26~34天,经量中等,经色鲜红,偶夹少量血块，7天净。平素胃寒，大便干燥，末次月经4月14日来潮。妇科检查：外阴无殊，阴道通畅，宫颈轻微充血；宫体前位，大小正常，活动，质地中等，压痛；左侧附件压痛，右侧附件无压痛。生育史：0-0-1-0。舌淡红，苔薄白，脉细。

中医诊断：腹痛（寒热错杂，气滞血阻）。

西医诊断：盆腔炎症性疾病后遗症。

治法：温中导滞，行气清热。

方药：厚朴七物汤加减。

川朴10g，枳壳12g，制大黄10g，甘草5g，桂枝5g，蒲公英15g，大血藤20g，败酱草15g，延胡索10g，大腹皮10g，7剂。

二诊：2005年5月5日。左侧少腹疼痛减轻，经期将近。舌脉如上。

方药：守上方，加益母草12g，川楝子10g，7剂。

三诊：2005年5月14日。月经5月7~13日，经量中等，无痛经。大便秘结。舌脉如上。

方药：守4月20日方，续进7剂。

四诊：2005年5月20日。左侧少腹疼痛消除，大便调畅。舌脉如上。

治法: 温中导滞, 行气清热。

方药: 厚朴七物汤合薏苡附子败酱散加减。

川朴10g, 枳壳12g, 制大黄10g, 甘草5g, 桂枝5g, 薏苡仁20g, 淡附片5g, 败酱草15g, 蒲公英15g, 大血藤20g, 7剂。

五诊: 2005年5月28日。无腹痛, 舌脉如上。

方药: 守上方, 续进7剂。

【按语】盆腔炎症岁月延, 寒热气血湿缠绵; 厚朴七物再加味, 效胜他方数百千。

外阴灼热6个月案

时某, 女, 46岁。初诊: 2014年11月6日。

因 "外阴灼热感6个月" 就诊。患者外阴灼热, 偶感瘙痒, 小腹胀, 尿黄、尿频, 外阴灼热。生育史: 1-0-1-1。妇科检查: 外阴无殊, 阴道通畅, 分泌物量中等; 宫颈光滑, 宫体前位, 萎缩, 无压痛; 两侧附件无压痛。舌淡红, 苔薄白, 脉细。

中医诊断: 外阴灼热 (肝肾阴虚)。

西医诊断: 老年性阴道炎。

治法: 清理湿热。

方药: 二龙漏痒汤(自拟方)。

龙胆草15g,龙葵30g,蛇床子30g,苦参30g,白鲜皮20g,地肤子20g,苦楝皮30g,苍耳子15g,黄柏20g。7剂,水煎,冷后外洗。

淡竹叶10g,7剂,泡茶饮用。

二诊: 2014年11月12日。症如上。

方药: 守上方,外洗7剂。

白茅根30g,淡竹叶15g,7剂,泡茶饮用。

三诊: 2014年11月21日。外阴灼热感消失,尿频、尿少、色黄;偶有阴道异物感,分泌物块状,外阴轻度瘙痒;周身疼痛,偶尔胸闷,夜寐时双腿内侧不适。忽冷忽热,烦躁易怒。舌脉如上。

方药: 守上方,外洗7剂。

白茅根30g,淡竹叶15g,石韦30g,7剂,水煎服。

【按语】二龙漏痒汤,专疗阴痒疮;解毒清湿热,阴热亦安康。

外阴瘙痒半年案

廖某，女，38岁。

初诊：子宫肌瘤，反复外阴瘙痒半年。小便频数，口渴多饮。舌淡红，苔薄白，脉细。

小便检查：尿糖6mmol/L（正常值在3.9~6.1mmol/L），空腹血清葡萄糖6.27mmol/L（正常值6.1~7.0mmol/L）。

中医诊断： 外阴瘙痒（胃阴不足）。

治法： 活血消癥，养阴清胃。

方药： 消癥汤自拟方加玉米须、淡竹叶、天花粉。

三棱10g，莪术10g，半枝莲15g，白花蛇舌草15g，皂角刺12g，石见穿20g，牡蛎30g，海藻20g，荔枝核12g，橘核12g，制乳香4g，制没药4g，加玉米须45g，淡竹叶20g，天花粉15g，7剂。

二诊： 小便次数减少，口渴减轻，外阴瘙痒消失。

【按语】尿糖升高引起的外阴瘙痒，必须从控制血糖着手。玉米须具有降低血糖作用，故可以治疗外阴瘙痒。

交接外阴疼痛1周案

洪某，女，24岁。初诊：2009年2月6日。

交接外阴疼痛1周，妇科检查无殊。舌淡红，苔薄白，脉细。

中医诊断：交接阴痛（肝气郁结）。

治法：疏肝理气。

方药：川楝子20g，延胡索10g，橘核10g，荔枝核10g，乌药10g，小茴香5g，吴茱萸3g，香附10g，当归9g，7剂。

二诊：2009年2月13日。交接阴痛若失。

【按语】外阴为厥阴肝经所过，所治之病亦大多与肝气郁结、肝经受寒相关。

交接出血4年案

陈某，女，35岁。初诊：2008年1月8日。

患者同房之后，阴道不规则出血已经4年，血量少，色鲜红。近1年来同房后出血频发，血量多，与经量相当，血色鲜红，1天即净。平素带下量多，质稠，有异味；月经正常，无明显腰腹疼痛。昨天同房后阴道出血量多如注，至今未净，伴头晕。末次月经12月23日来潮。生育史：1-0-2-1，放置宫内节育环。妇科检查：外阴无殊，阴道通畅；宫颈有散在点状炎灶，子宫前位，大小正常，质地中等，活动，压痛；两侧附件压痛。舌淡红，苔薄白，脉细。

中医诊断：交接出血（湿热）。

治法：清理湿热，止血生肌。

方药：地榆20g，槐花20g，龟甲胶20g（烊冲），海螵蛸20g，白及12g，肉桂3g，3剂。

二诊：2008年1月11日。进药1剂，阴道出血即净。舌脉如上。

治法：调气清湿热。

方药：四逆清带汤。

柴胡10g，白芍10g，枳壳8g，蒲公英15g，大蓟15g，小蓟15g，鱼腥草15g，大血藤10g，败酱草12g，贯众15g，决明子10g，川楝子10g，生甘草5g，7剂。

随访未见复发。

【按语】交接出血多属湿热损伤。清理湿热用地榆、槐花，生肌用白及、肉桂，敛血用龟甲胶、海螵蛸。

一·性厌恶1年半案

虞某，女，32岁。初诊：2013年2月19日。

因"性厌恶1年半"就诊。患者出现性厌恶1年半，阴道干涩，2~3个月同房1次。平素月经规则，周期24~25天，经期5~6天。末次月经2月19日来潮，量中色红，无痛经，无乳胀；经前腰痛，以酸胀为主，经期更甚。胃纳可，二便无殊。生育史：2-0-0-2，未避孕。妇科检查：外阴无殊，阴道通畅，分泌物量中，色白；宫颈中度柱状上皮外移，子宫前位，活动，正常大小，质地中等，无压痛；右附件压痛，左侧无压痛。舌淡红，苔薄白，脉细。

中医诊断： 性冷（肾虚）。

西医诊断： 性冷淡，右附件炎。

治法： 清理湿热。

方药： 四逆清带汤（自拟方）加野荞麦根、续断。

柴胡10g, 枳壳10g, 白芍10g, 败酱草10g, 大血藤15g, 椿白皮15g, 半枝莲15g, 土茯苓15g, 蒲公英15g, 大蓟15g, 小蓟15g, 萆薢15g, 生甘草6g, 野荞麦根20g, 续断10g, 7剂。

二诊: 2013年3月1日。经行3天净。舌脉如上。

治法: 和气血, 清湿热。

方药: 当归芍药散加味(自拟方)加女贞子、天冬。

当归9g, 川芎9g, 炒白芍10g, 茯苓10g, 泽泻10g, 炒白术10g, 柴胡10g, 枳壳10g, 大血藤20g, 蒲公英15g, 白花蛇舌草30g, 延胡索10g, 女贞子10g, 天冬10g, 7剂。

三诊: 2013年3月7日。带下消失。舌脉如上。转治性厌恶。

治法: 益肾助阳。

方药: 熟地黄15g, 菟丝子15g, 淫羊藿12g, 何首乌15g, 露蜂房15g, 九香虫10g, 女贞子10g, 仙茅10g, 巴戟肉10g, 潼蒺藜10g, 蛇床子10g, 阳起石10g, 7剂。

四诊: 2013年3月22日。末次月经3月21日, 量少。性厌恶感消失。舌脉如上。

方药: 守上方, 加当归15g, 鸡血藤30g, 7剂。

【按语】房帷之事过冷淡, 轻滋肾阴重补阳; 益火蛇床阳起石，九香虫合露蜂房。

微热不退1个月案

叶某，女，66岁。初诊：2009年9月21日。

患者微热1个月未退，微恶风，头痛。患过敏性鼻炎，善嚏多涕，人体消瘦，倦怠乏力。多经治疗无效。舌淡红，苔薄白，脉细软。

中医诊断： 发热（气虚）。

治法： 益气解肌。

方药： 太子参12g，生黄芪10g，葛根12g，防风6g，荆芥6g，蝉蜕5g，茵陈5g，羌活5g，生甘草5g，蔓荆子6g，藁本6g，菊花6g，3剂。

二诊： 2009年9月24日。进药2剂，发热即退，恶风减轻，倦怠乏力。舌脉如上。

方药： 太子参15g，生黄芪15g，升麻5g，炒白术10g，葛根10g，防风6g，荆芥6g，柴胡5g，羌活5g，生甘草5g，蔓荆子6g，藁本6g，3剂。

【按语】翕翕微热人倦怠，久治不愈亦可哀；自古东垣创一法，升阳解表可消灾。

短气不足以息数年案

谷某，女，39岁。初诊：2016年11月4日。

患者身顾体瘦，正常呼吸四五次之后便会出现一次极度深呼吸，抬肩、仰头、缺盆、天突深陷，吸气声重，否则便觉短气不足以息，如此已经数年。平时倦怠，受凉后容易便溏，喜温，喜热饮。舌淡红，苔薄白，脉细软。

中医诊断：气短（脾肾两虚）。

治法：补益脾肾，纳气。

方药：人参蛤蚧汤合补中益气汤合平胃散加减。

红参6g（调冲），蛤蚧1只，沉香1g（研吞），五味子5g，生黄芪50g，升麻10g，柴胡10g，枳壳30g，苍术10g，炙甘草9g，陈皮10g，厚朴10g，5剂。

二诊：2016年11月9日。短气不足以息症状减轻，尾骶部下坠，有便意，口干，大便改善。舌淡红，苔薄白，脉细软。

方药：红参6g（调冲），蛤蚧1只，沉香1g（研吞），五味子

5g, 生黄芪50g, 升麻10g, 柴胡10g, 枳壳30g, 苍术10g, 炙甘草9g, 磁石15g, 胡桃肉30g(杵冲), 7剂。

三诊: 2016年11月17日。短气不足以息的症状明显减轻, 胃部冷。舌淡红, 苔薄白, 脉细软。

方药: 红参10g(调冲), 蛤蚧1只, 沉香1g(研吞), 五味子5g, 胡桃肉30g(杵冲), 磁石15g, 炙黄芪15g, 当归9g, 炙甘草9g, 杜仲10g, 补骨脂10g, 荜茇5g, 7剂。

四诊: 2016年11月25日。短气不足以息的症状消失, 无须深呼吸, 胃脘及阴部寒冷。舌淡红, 苔薄白, 脉细软。

方药: 红参10g(调冲), 蛤蚧1只, 淡附片6g, 胡桃肉30g(杵冲), 沉香1g(研吞), 五味子5g, 降香3g, 磁石15g, 炙甘草6g, 当归9g, 杜仲10g, 7剂。

一年后随访, 未再复发。

【按语】脾生中气肾主纳, 两虚息短度日难; 人参蛤蚧沉五味, 胡桃磁石一鼎参。

气逆痞满1年案

吕某, 女, 43岁。初诊: 2016年2月23日。

因"月经先后不定期3个月"就诊。患者近3个月的月经不调,经期7天,周期20～54天,量中等,色鲜,有痛经。末次月经延后24天,于2月21日来潮。自觉有气上逆近1年,胃脘痞满,嗳气困难,矢气则舒,寐纳均佳,二便调畅。生育史: 1-0-3-1,未避孕。舌淡红,苔薄白,脉细涩。

中医诊断: 痞证(气滞),月经先后不定期(冲任不调)。

治法: 行气降逆。

方药: 旋覆代赭汤合丹参饮加减。

旋覆花10g,代赭石15g,砂仁5g(杵冲),檀香5g(后入),降香5g(后入),沉香5g(冲),木香10g(后入),青皮10g,7剂。

二诊: 2016年3月1日。胃脘痞满、嗳气困难均见减轻。舌脉如上。

方药: 守上方,加甘松10g,佛手10g,7剂

三诊: 2016年3月13日。气逆痞满已除,月经3月10日来潮,量少,未净。舌脉如上。

方药: 黑逍遥散加菟丝子12g,枸杞子10g,杜仲10g,7剂。

【按语】气机宜通不宜停，一旦涩滞百病生；四香旋覆代赭石，行气降逆效亦真。

水泻、呕吐、绝食3天案

岑某，女，28岁。初诊：2012年2月6日。

患者继发不孕3年多。末次月经1月23日来潮。2月3日开始水泻呕吐，至今腹泻未止，连续3天粒米未进，仅喝少量开水，脘胀，嗳气，口干。舌淡红，苔薄白，脉细。

中医诊断：霍乱（湿浊内干）。

西医诊断：急性胃肠炎。

治法：清热化浊，温阳利水。

方药：小陷胸汤合五苓散加味。

黄连3g，半夏10g，瓜蒌皮10g，桂枝5g，茯苓10g，炒白术10g，猪苓10g，泽泻10g，神曲10g，藿香5g，佩兰5g，2剂。

二诊：2012年2月9日。进药1剂，即开始进食，脘胀、口渴、嗳气除，今饭量恢复如初，大便正常。谷丙转氨酶66U/L（正常值1～50U/L），γ谷氨酰转移酶33U/L（正常值7～32U/L）。舌淡红，苔薄白，脉细。

治法：健脾燥湿。

方药：七味白术散。

党参12g，炒白术10g，茯苓10g，木香6g，藿香6g，葛根12g，炙甘草5g，7剂。

【按语】挥霍撩乱湿浊干，上吐下泻病难安；小陷胸汤五苓散，神曲藿香与佩兰。

便频溏泄5年案

杜某，女，52岁。初诊：2019年6月29日。

因"大便溏频5年余"就诊。患者5年前出现上午大便4~5次，第1~2次成形，之后便溏不成形，无腹痛，无矢气，无夹杂不消化物。2018年行肠镜检查，结果未见异常。舌淡红，苔薄白，脉细。

中医诊断：泄泻（脾肾阳虚）。

西医诊断：肠功能紊乱。

治法: 温补脾肾, 涩肠止泻。

方药: 补骨脂10g, 益智仁10g, 炮姜6g, 芡实30g, 石榴皮30g, 诃子15g, 乌梅10g, 金樱子30g, 赤石脂30g, 7剂。

二诊: 2019年7月2日。药后, 上午大便次数2~3次, 成形。今饮凉水后大便2次, 其中一次不成形。舌脉如上。

方药: 守上方, 石榴皮减至15g, 加淡附片5g, 7剂。

淡附片5g, 补骨脂10g, 益智仁10g, 炮姜6g, 芡实30g, 石榴皮15g, 诃子15g, 乌梅10g, 金樱子30g, 赤石脂30g, 7剂。

三诊: 2019年7月9日。大便日解2次, 成形。舌淡红, 苔薄白, 脉细。

方药: 守上方, 淡附片加至9g, 炮姜加至9g, 7剂。

药后大便恢复正常。

【按语】火少肠滑脾肾亏, 关门不固病难回; 温补脾肾兼固涩, 三诊事半功见倍。

习惯性便秘2年案

李某, 女, 21岁。初诊: 2008年10月28日。

习惯性便秘2年余，大便4~7天一行难解，状如羊矢。挑食，忌讳油腻。末次月经10月14日来潮。舌尖红，苔薄白，脉细。

中医诊断：便秘（肠燥）。

西医诊断：习惯性便秘。

治法：润燥通便。

瓜蒌仁20g，桃仁20g，杏仁10g，桑椹30g，覆盆子30g，熟地黄12g，当归10g，何首乌30g，威灵仙12g，4剂。

二诊：2008年11月8日。大便已经正常，每天一解。舌脉如上。

方药：守上方，加枸杞子20g，7剂。

【按语】不雨河断流，茹素矢难便；三仁加二子，归地乌灵仙。

便秘腹胀6年案

李某，女，32岁。初诊：2019年5月13日。

因"便秘、胃肠胀气6年余"就诊。患者6年来反复便秘、胃肠胀气,大便干、2~3日一解,小便无殊。1年多前,无痛人流术后月经量减少1/2,经色暗,夹有血块,伴有痛经及腰酸。近期减肥后月经失调,1个半月行经3次。5月12日月经来潮,量少。舌淡红,苔薄白,脉细。

治法: 行气除胀,活血调经。

方药: 青皮10g,枳壳15g,大腹皮15g,当归15g,川芎15g,丹参15g,益母草30g,香附10g,元胡10g,5剂。

二诊: 2019年5月18日。胃肠胀气稍减,大便日解1次,经量少。舌脉如上。

方药: 守上方,大腹皮改30g,加赤小豆45g,厚朴12g,麦芽30g,7剂。

三诊: 2019年5月25日。昨日服药后腹胀减轻,十去其三;大便结,2~3日一解。舌脉如上。

方药: 小承气汤加味。

制大黄9g,厚朴10g,麸枳壳10g,大腹皮15g,赤小豆45g,槟榔12g,乌药10g,荔枝核10g,4剂。

四诊: 2019年5月29日。腹胀续减,大便2日1次。舌脉如上。

方药: 大承气汤加味。

制大黄6g, 厚朴10g, 麸枳壳10g, 玄明粉5g(冲), 大腹皮15g, 赤小豆45g, 槟榔12g, 乌药10g, 荔枝核10g, 5剂。

五诊: 2019年6月5日。腹胀十去其六。5月31日月经再次来潮, 今未净。舌脉如上。

方药: 小承气汤加味。

制大黄9g, 厚朴10g, 麸枳壳10g, 槟榔10g, 乌药10g, 荔枝核10g, 赤小豆45g, 贯众炭20g, 7剂。

六诊: 2019年6月12日。腹胀续减, 大便如上。

方药: 大承气汤加味。

制大黄9g, 厚朴10g, 麸枳壳10g, 玄明粉6g(冲), 槟榔10g, 乌药10g, 荔枝核10g, 赤小豆45g, 贯众炭20g, 大腹皮15g, 7剂。

七诊: 2019年6月26日。近两天腹胀十去其八, 大便2日未解。舌脉如上。

方药: 大承气汤加味。

制大黄9g, 厚朴10g, 麸枳壳10g, 玄明粉8g(冲), 槟榔10g, 乌药10g, 荔枝核10g, 赤小豆45g, 大腹皮15g, 7剂。

八诊: 2019年7月2日。外感3天, 流涕, 喷嚏, 畏风, 出汗, 口干。舌淡红, 苔薄白, 脉细。

方药: 小承气汤加味。

制大黄9g, 厚朴10g, 麸枳壳10g, 薄荷5g (后入), 竹茹10g, 淡豆豉10g, 葛根12g, 桔梗6g, 葱白5条, 5剂。

九诊: 2019年7月9日。几乎未感腹胀。末次月经7月1日来潮, 7月5日经净, 白带偏黄、量多。舌淡红, 苔薄白, 脉细。

方药: 小承气汤加味。

制大黄9g, 厚朴10g, 麸枳壳10g, 椿根皮15g, 贯众15g, 槟榔10g, 萆薢10g, 大腹皮12g, 7剂。

【按语】便秘腹胀证属实, 大小承气不宜迟。

痞证10年案

李某, 女, 53岁。初诊: 2020年7月9日。

因"脐上腹胀10年"前来就诊。患者绝经3年多。脐上腹胀, 嗳气, 矢气多, 稍饱食或饮汤后腹胀明显, 无胃痛, 无泛酸, 纳呆, 尤在食不消化及凉性食物后, 服用银黄颗粒后腹胀不适，大便日解1次、成形，带下量少。身体检查：心下至脐上腹胀，痞硬，压痛，悸动，皮温偏低；脐下腹软，无压痛。既往史：无殊。生育史：3-0-1-3（顺产）。药物过敏史：否认。妇科检查：外阴无殊；阴道通畅，分泌物量多，微黄；宫颈轻度柱状上皮外移，宫体萎缩无压痛，左附件轻压痛。2020年4月13日胃镜检查诊断：慢性萎缩性胃炎，慢性咽喉炎，食道反流。舌淡红，苔薄白，脉细。

中医诊断： 痞证。

治法： 健脾和胃。

方药： 越鞠丸合香砂六君子汤、丹参饮。

香附10g，川芎6g，炒苍术9g，炒栀子5g，建曲10g，木香5g，砂仁3g（冲），党参15g，炒白术10g，茯苓10g，炙甘草6g，姜半夏9g，陈皮9g，丹参10g，檀香3g（后入），7剂。

保和丸（浓缩丸），一次8丸，一日3次，口服。

二诊： 2020年7月16日。药后腹胀减轻。舌脉如上。

方药： 越鞠丸合香苏散、丹参饮加减。

香附10g，川芎6g，炒苍术9g，炒栀子5g，六神曲10g，紫苏叶9g，陈皮9g，炙甘草5g，丹参10g，砂仁5g（冲），檀香3g（后入），沉香5g（后入），降香5g（后入），7剂。

保和丸（浓缩丸），一次8丸，一日3次，口服。

三诊：2020年7月23日。吃两顿粥后，胃脘不适，口水多。舌脉如上。

方药：香砂六君子汤加味。

木香5g，砂仁3g（冲），党参15g，炒白术10g，茯苓10g，炙甘草6g，姜半夏9g，陈皮9g，制吴茱萸3g，丁香3g，生姜5片，大枣5枚，5剂。

四诊：2020年7月30日。无腹胀，食欲减退，大便每日1次。舌脉如上。

方药：香附10g，川芎6g，炒苍术9g，炒栀子5g，六神曲10g，紫苏叶9g，陈皮9g，炙甘草5g，丹参10g，砂仁5g（冲），檀香3g（后入），沉香5g（后入），降香5g（后入），7剂。

保和丸（浓缩丸），一次8丸，一日3次，口服。

五诊：2020年8月6日。纳可，无腹胀，矢气多。舌淡红，苔薄白，脉细。

方药：香附10g，川芎6g，炒苍术9g，炒栀子5g，六神曲10g，紫苏叶9g，陈皮9g，炙甘草5g，丹参10g，砂仁5g（冲），檀香3g（后入），沉香5g（后入），降香5g（后入），佛手10g，甘松

10g，7剂。

六诊：2020年8月13日。症状、舌脉如上。

方药：守7月16日方加味。

香附10g，川芎6g，炒苍术9g，炒栀5g，六神曲10g，紫苏叶9g，陈皮9g，炙甘草5g，丹参10g，砂仁5g，檀香3g，沉香5g，降香5g，大腹皮15g，7剂。

七诊：2020年8月20日。脘胀除，大便软难解。舌脉如上。

方药：平胃散合二陈汤加味。

炒苍术9g，厚朴10g，陈皮9g，炙甘草6g，半夏9g，茯苓10g，佛手10g，甘松10g，大腹皮12g，莱菔子6g，7剂。

八诊：2020年8月27日。症状、舌脉如上。

方药：守7月16日方。

香附10g，川芎6g，炒苍术9g，炒栀5g，六神曲10g，紫苏叶9g，陈皮9g，炙甘草5g，丹参10g，砂仁5g，檀香3g，沉香5g，降香5g，大腹皮15g，7剂。

保和丸（浓缩丸），一次8丸，一日3次，口服。

九诊：2020年9月9日。上症好转，食欲、大便正常。舌脉如上。

方药：越鞠丸合香砂六君子汤加味。

香附10g，川芎6g，炒苍术9g，焦栀子5g，木香5g，砂仁3g，党参15g，炒白术10g，茯苓10g，炙甘草6g，半夏9g，陈皮9g，大腹皮10g，槟榔10g，佛手10g，莱菔子10g，7剂。

保和丸（浓缩丸），一次8丸，一日3次，口服。

十诊：2020年9月22日。症状、舌脉如上。

方药：守上方加味。

香附10g，川芎6g，炒苍术9g，焦栀子5g，木香5g，砂仁3g，党参15g，炒白术10g，茯苓10g，炙甘草6g，半夏9g，陈皮9g，大腹皮10g，槟榔10g，佛手10g，莱菔子10g，谷芽10g，麦芽10g，7剂。

十一诊：2020年10月14日。脘腹胀不明显，大便疏。舌脉如上。

方药：守9月9日方。

香附10g，川芎6g，炒苍术9g，焦栀子5g，木香5g，砂仁3g，党参15g，炒白术10g，茯苓10g，炙甘草6g，半夏9g，陈皮9g，大腹皮10g，槟榔10g，佛手10g，莱菔子10g，扁豆20g，7剂。

【按语】十年沉疴，起于气滞。越鞠丸开郁调气，香砂六君子汤健脾和气，丹参饮活血理气，保和丸消食理气。

脘痞3年嗳气半年案

朱某，男，38岁。初诊：2020年6月1日。

患者3年前胃镜检查提示"慢性浅表性胃炎"，表现为胃脘发胀、纳呆，尤其是在吃难消化食物之后。半年来，从早至晚一直嗳气，一天达40~50次，嗳气时难时易，经多处诊治，一直未愈。时有泛酸，食辣物后腹泻，平素大便正常。因腰肌劳损、腰椎间盘突出症而腰常酸痛。近期发荨麻疹。既往史：地中海贫血。舌淡红，苔薄白，脉细软。

中医诊断： 痞证（痰热中阻），噫气不除（胃气上逆）。

西医诊断： 慢性浅表性胃炎。

治法： 清热消痰，和胃降逆。

方药： 小陷胸汤合旋覆代赭汤加味。

黄连3g，瓜蒌皮10g，姜半夏10g，代赭石30g，旋覆花10g（包），党参12g，炙甘草6g，生姜3片，大枣5枚，降香5g（后入），沉香3g（后入），7剂

二诊： 2020年6月8日。嗳气基本痊愈，自述病去97%。大便偶不成形，日解1次。外感5天，咽中有痰，色绿，易咳。舌脉

如上。

方药：守上方，加浙贝10g，7剂。

【按语】胃脘痞满，小陷胸汤；噫气不除，旋覆代赭汤。

胸痛8个月案

周某，女，48岁。初诊：2020年9月29日。

因"胸痛8个月"就诊。患者37岁停经，带下正常。2020年1月26日因左肾结石行微创手术，放置双"J"管后感染较重。治愈后出现精神紧张，胸针刺样痛，腰腿酸；晨起眼睑水肿，后慢慢自行退去。纳一般；尿少，尿前腰酸胀痛，大便困难、量少，饭后便意明显，大便含不消化食物。2020年7月18日CT检查：左肺下叶结节，炎性考虑；右肺下叶部分支气管扩张伴少许黏液栓形成，右肺下叶及左肺舌段少许炎性纤维灶；脂肪肝。2020年5月14日PET–CT检查：右肺下叶背段扩张支气管腔内良性病变（黏性液栓可能）。2020年9月16日肝功能检查：ALT68U/L，AST90U/L。5月初开始服用百适可、黛力新后，精神紧张和胸痛都有明显改善，但未消除，现已停药10多天。舌稍红，苔薄白，脉细弦。

中医诊断： 胸痛（肝气郁结）。

治法： 疏肝调气，芳香开郁。

方药： 黛玉解郁散加味。

绿萼梅6g，合欢花10g，佛手9g，木蝴蝶5g，刺蒺藜10g，甘松10g，预知子10g，厚朴5g，薤白10g，瓜蒌皮10g，郁金10g，合欢皮15g，炒栀子10g，牡丹皮9g，7剂。

二诊： 2020年10月7日。药后无胸痛，诸症均减，寐可，大便改善。舌脉如上。

方药： 守上方加减。

绿萼梅6g，合欢花10g，佛手9g，木蝴蝶5g，刺蒺藜10g，甘松10g，预知子10g，厚朴5g，薤白10g，瓜蒌皮10g，郁金10g，合欢皮15g，炒栀子10g，茵陈10g，7剂。

【按语】黛玉解郁散是我创制的疏理肝气的方剂，取诸轻灵之药组合而成，虽轻，但可去实。

五苓散治疗脐下悸动4年案

朱某,女,62岁。因"脐下悸动4年"就诊。

初诊: 2019年9月30日。患者4年前无明显诱因下出现脐下悸动,无腹痛,矢气不多,胃不耐寒凉,二便正常,寐差,一夜仅睡3~4小时。舌淡红,苔薄白,脉细。

中医诊断: 脐下悸动(寒饮停留)。

治法: 温阳利水,降气镇逆。

方药: 五苓散加味。

猪苓10g,泽泻10g,炒白术10g,茯苓10g,桂枝6g,紫石英20g,沉香2g(冲),大腹皮12g,7剂。

二诊: 2019年10月16日。药后脐下悸动明显减轻,腰痛。舌脉如上。

方药: 守上方,加降香5g(后入),7剂。

药后脐下悸消失。

【按语】五苓温阳利水气,筑筑脐下有动悸;下气腹皮沉降香,紫石英可镇冲气。

尿蛋白阳性4个月案

林某，女，46岁。初诊：2020年11月5日。

因"发现尿蛋白阳性4个月，口服抗生素2个月无效"就诊。患者2017年因腹部及尾骶部疼痛诊断为子宫腺肌症，放置曼月乐环，因压力性尿失禁行尿道悬吊术。现仍感腹痛，晨起腰骶部疼痛、憋尿感、尿频、排尿不畅存在，加重半年，服用抗生素2个月效果不佳。停经2年余，纳可，二便调。近半年增重30斤，体形偏胖，浮肿貌，口气重，面色红。左肩胛骨下约10cm处痛不可触，横平脊柱上下5cm处亦痛。既往史：两肾结石，左肾上极区明显（11mm×6mm）。外痔切除术。2019年8月12日磁共振检查：T1~T2、T2~T3、T3~T4椎间盘突出，胸腰椎肥大；腰椎4/5、腰椎5/骶椎1椎间盘突出伴变性；腰椎1椎体结节，考虑血管瘤。2020年9月14日尿常规检查：白细胞镜检（++）。细菌沉渣：革兰阳性菌。2020年10月12日尿常规检查：尿微白蛋白80mg/L（正常值0~20mg/L），尿白蛋白（+），白细胞101/μL。尿培养无殊。舌淡红，苔薄白，脉细。

中医诊断： 水肿（阴虚湿热，瘀血阻滞）。

治法： 养阴清热，利湿化瘀。

214

方药： 知柏地黄汤合当归贝母苦参丸加味。

知母10g，黄柏10g，熟地黄15g，山茱萸15g，山药15g，泽泻10g，牡丹皮9g，当归6g，浙贝10g，苦参15g，冬葵子20g，茯苓皮20g，炒栀子15g，炙甘草5g，7剂。

二诊： 2020年11月12日。诉带下量减少，尿频尿急，腰背胀痛。尿常规：白细胞酯酶阳性。白细胞镜检：1～5/HP。舌脉如上。

方药： 知柏地黄汤加味。

知母10g，黄柏5g，熟地黄15g，山茱萸15g，山药15g，茯苓10g，泽泻10g，牡丹皮9g，海金沙12g，冬葵子30g，车前子10g（包），石韦15g，川牛膝12g，7剂。

三诊： 2020年11月19日。诸症如上。舌脉如上。

方药： 滋肾通关丸合葵子茯苓丸、六一散加味。

知母10g，炒黄柏10g，肉桂3g，冬葵子15g，茯苓皮15g，川牛膝15g，枳壳15g，生黄芪12g，滑石30g，炙甘草5g，7剂。

四诊： 2020年11月26日。小便调，背痛，胸闷气短，常年打鼾。舌脉如上。

方药： 温胆汤加味。

枳壳10g，茯苓10g，半夏9g，竹茹9g，陈皮9g，瓜蒌皮10g，薤白10g, 丝瓜络10g, 延胡索10g, 炙甘草6g, 7剂。

五诊: 2020年12月3日。尿常规: 尿蛋白阴性; 白细胞(镜检)4/HP。舌淡偏胖, 苔根部黄腻, 脉沉细。

方药: 桑寄生15g, 丝瓜络10g, 竹茹10g, 土鳖虫10g, 乳香6g, 没药6g, 络石藤15g, 鸡血藤30g, 续断12g, 延胡索10g, 野荞麦根15g, 7剂。

2020年12月17日尿常规检查: 正常。

【按语】持续出现尿蛋白阳性, 表示肾的实质出现损伤。滋阴清热的知柏地黄汤对蛋白尿的治疗具有一定的疗效。

小便淋痛1年案

徐某, 女, 28岁。初诊: 2010年5月12日。

患者腰痛, 小便淋痛反复发作1年余。小便常规检查: 白细胞106/μL(正常值0~25/μL)。舌淡红, 苔薄白, 脉细。

中医诊断: 淋证(下焦湿热)。

治法: 清理湿热。

方药: 菝葜30g, 白花蛇舌草30g, 金银花20g, 连翘15g, 地肤子30g, 萹蓄15g, 陈皮10g, 7剂。

二诊: 2010年5月19日。腰痛除, 小便淋痛消, 小便常规检查正常。

方药: 守上方, 续进7剂。

小便检查无殊。

【按语】治淋未必八正散, 灵丹亦非见经传; 清热通淋药众多, 就看配伍是得当?

小便失禁1年案

何某, 女, 47岁。初诊: 2008年8月19日。

患者尿意频数, 小便失禁已经1年, 经前1周失禁加重, 经期第一天腰痛明显。末次月经8月4日来潮, 月经周期23天。生育史: 1-0-6-1, 放置宫内节育环。妇科检查: 外阴无殊, 阴道通畅, 宫颈光滑; 子宫后位, 大小正常, 质地中等, 活动, 无压痛; 右侧附件压痛, 左侧无压痛。舌淡红, 苔薄白, 脉细。

中医诊断: 漏尿 (肾虚不摄)。

治法: 益肾收敛。

方药: 猪肾(煎汤代水)1只,胡桃肉30g,生黄芪15g,益智仁10g,补骨脂10g,杜仲12g,金樱子15g,芡实15g,乌药6g,白果10g,鸡内金6g,仙鹤草20g,7剂。

二诊: 2008年8月26日。小便失禁改善。舌脉如上。

方药: 守上方,续进7剂。

三诊: 2008年9月5日。小便失禁已经消失。性交后腰痛,大便难。舌脉如上。

方药: 守上方,加覆盆子30g,7剂。

四诊: 2008年9月12日。月经未转,大便改善,小便失禁未再发生。

方药: 守上方,覆盆子改为40g,7剂。

五诊: 2008年9月19日。小便失禁未发生。

【按语】漏尿收敛水陆开,猪肾胡桃扶肾衰;益智补骨芪杜仲,乌药白果鸡鹤排。

遗尿19年案

林某,女,19岁。初诊: 2020年8月29日。

因"尿床19年"就诊。患者初潮11岁，月经周期25天，经期7天。末次月经8月12日来潮，量多，色红，无血块，无痛经，无腰酸，无经前乳胀。纳可，二便调。自小至今仍有尿床现象，每月出现1~2次。儿时曾坐长途大巴，忍小便长达7小时。平时懒于活动，养成强忍小便习惯，憋不住时才解小便。体型肥胖，倦怠1年。既往史：滴虫性阴道炎。生育史：0-0-1-0（节育环避孕）。妇科检查：外阴无殊；阴道通畅，分泌物量中，色白；宫颈中度柱状上皮外移；宫体后位，质地中等，正常大小，无压痛；两侧附件压痛。B超检查：子宫内膜厚度10mm，右侧卵巢囊肿25mm×22mm，宫腔内节育环位置正常。白带常规检查：清洁度Ⅲ，发现杂菌，上皮细胞（++），白细胞（++），滴虫阴性。舌淡红，苔薄白，脉细。

中医诊断：遗尿（气虚不摄）。

治法：补中益气，益肾收敛。

方药：补中益气汤加味。

黄芪30g，炒白术10g，党参15g，陈皮6g，当归6g，升麻5g，柴胡5g，枳壳30g，鸡内金10g，桑螵蛸15g，炙甘草6g，7剂。

二诊：2020年9月5日。无不适，舌脉如上。

方药: 守上方, 去鸡内金、桑螵蛸; 加益智仁10g, 五味子5g, 7剂。

三诊: 2020年9月29日。停药1周, 无尿床发生, 带下正常, 精神状态良好, 纳便调。舌脉如上。

方药: 守8月29日方, 去鸡内金, 加白果10g, 14剂。

四诊: 2020年10月7日。无尿床现象。舌脉如上。

方药: 守上方, 7剂。

五诊: 2020年11月10日。无尿床现象。舌脉如上。

方药: 守8月29日方, 加白果10g, 7剂。

【按语】肥人多气虚, 气虚不摄, 膀胱气化不固, 故遗尿不止。

尿频、尿不尽、尿等待6年案

黄某, 女, 38岁。初诊: 2016年5月24日。

患者6年前无明显诱因下出现尿频、尿等待、尿不尽, 约1小时解尿1次; 每次小便需等待5~10分钟, 尿量少, 无尿痛; 下腹部偶有胀痛, 伴腰酸。近几日有小便灼热感, 夜尿2~3次。

带下偏黄，量少。夜寐一般。末次月经2016年5月8日。生育史：1-0-0-1。既往有小三阳病史。否认药物过敏史。妇科检查：外阴无殊，阴道分泌物量多，米糊状；宫颈光滑，子宫及两侧附件无压痛。尿常规检查：尿比密1.006，尿隐血(±)，镜检上皮细胞6/HP。白带常规：清洁度Ⅲ，阴道杆菌(+)，上皮细胞(++)/HP，白细胞(++)/HP。舌淡红，苔薄白，脉细。

中医诊断：淋证（脾肾亏虚）。

西医诊断：尿频，排尿困难。

治法：温肾化气，利水通淋。

方药：济生肾气丸合葵子茯苓丸加味。

熟地黄12g，山药15g，山茱萸12g，泽泻10g，茯苓10g，牡丹皮9g，肉桂3g，淡附子3g，牛膝15g，车前子10g(包)，冬葵子30g，潼蒺藜15g，7剂。

二诊：2016年5月31日。夜尿改善。

方药：栝楼瞿麦丸合葵子茯苓丸加味。

栝楼根15g，茯苓皮30g，薯蓣15g，淡附子3g，瞿麦10g，冬葵子30g，生芪30g，枳壳15g，牛膝15g，车前子10g(包)，7剂。

三诊：2016年6月7日。症状如上，末次月经6月6日来潮，经量中等。舌脉如上。

治法: 补益中气。

方药: 补中益气汤加味。

生黄芪20g, 党参15g, 白术10g, 升麻6g, 柴胡6g, 当归9g, 陈皮9g, 炙甘草6g, 益母草20g, 香附10g, 7剂。

四诊: 2016年6月15日。经水已净, 精神改善, 尿不尽感减轻。舌脉如上。

方药: 补中益气汤加枳壳15g, 桑螵蛸12g, 五味子5g, 7剂。

五诊: 2016年6月22日。偶有尿意频、尿等待。舌淡红, 苔薄白, 脉细。

治法: 滋肾清热, 益气利尿。

方药: 滋肾通关丸加味。

知母10g, 炒黄柏10g, 肉桂5g, 生黄芪45g, 枳壳30g, 牛膝15g, 车前子10g(包), 琥珀3g, 7剂。

六诊: 2016年6月29日。尿等待好转, 尿不尽感减少, 小便灼热。舌脉如上。

方药: 守上方, 枳壳加至45g, 加海金沙10g(包), 7剂。

七诊: 2016年7月28日。尿等待已愈, 尿频尿不尽近愈。舌脉如上。

方药： 济生肾气丸加冬葵子12g，枳壳10g，生黄芪15g，7剂。

药后小便恢复正常。

【按语】尿频、尿不尽、尿等待关乎肾虚、脾虚、脾肾两虚，当伺机应变，选方用药。

夜间口渴8年案

刘某，女，38岁。初诊：2018年7月16日。

因"夜间口渴8年"就诊。患者8年前因妊娠开始感口干欲饮至今，夜间尤甚，一夜饮水达10次。3天前，外感后出现明显咳嗽，咳黄绿脓痰，纳便可。舌淡红，苔薄白，脉细。

中医诊断： 咳嗽，烦渴（阴虚胃热，肺有郁火）。

治法： 清肺泻火，养胃生津。

方药： 竹茹30g，瓜蒌皮10g，枇杷叶12g，石膏15g，花粉20g，玉竹10g，北沙参15g，麦冬15g，天冬15g，生地黄12g，知母12g, 牡蛎30g, 7剂。

二诊: 2018年7月21日。咳痰显减, 夜渴已除。舌脉如上。

方药: 守上方, 4剂

以后随访, 咳痰已除, 夜渴不再发生。

【按语】胃阴不足肺热焦, 清金润土一鼎调; 萎竹枇叶玉石粉, 参地二冬知牡邀。

牙髓炎疼痛1周案

2020年10月16日, 笔者本人右上6牙齿咬嚼烤鱼片后, 疼痛已1周, 遇冷热食物均诱发剧烈疼痛, 无法饮食, 且逐渐加剧, 放射至右上颌关节及右下牙床, 夜不能寐。大便稍秘, 口和。连续服用甲硝唑片, 每次2片, 每日2次, 无效。至牙科门诊拍片之后, 诊断牙髓炎。医师认为:"自发痛, 放射性痛, 就是不可复性牙髓炎。"建议去除牙髓。本人未同意, 改服中药治疗。舌淡红, 苔薄白, 脉稍弦。

中医诊断: 牙痛(风毒火盛)。

西医诊断: 牙髓炎。

治法: 清热解毒止痛。

方药: 珠子参12g, 白芷10g, 玄参10g, 露蜂房15g, 细辛3g, 人参叶12g, 僵蚕10g, 升麻9g, 生甘草6g, 3剂。

2020年10月19日。服药2天, 牙痛即除。随访一年半, 未见复发。

【按语】牙科医生认为, 一旦发生不可复性牙髓炎, 必须去除牙髓。而中医药可以治疗不可复性牙髓炎, 是可以作为课题来开发研究的!

失寐2年案

杨某, 女, 27岁。初诊: 2018年10月25日。

因 "寐难2年" 就诊。患者患有多囊卵巢综合征。2年前无明显诱因出现寐难, 凌晨1~4点方入睡, 寐短, 3~4小时即醒。颜面痤疮, 易急躁, 便秘。舌淡红, 苔薄白, 脉细。

中医诊断: 不寐(心肝火旺)。

治法: 疏肝泻火,清心安神。

方药: 抑亢汤(自拟方)。

紫草20g,炒栀子10g,生地黄10g,龙胆5g,柴胡10g,牡丹皮9g,川牛膝30g,枇杷叶15g,茜草10g,制大黄6g,香附5g,丹参15g,7剂。

二诊: 2018年11月5日。每日睡眠已达8小时,大便正常。舌脉如上。

方药: 守上方,7剂。

三诊: 2018年11月12日。睡眠正常,痤疮控制。舌脉如上。

方药: 守上方,7剂。

【按语】心肝火焚夜眠难,镇静宁心仍不安;只需泻肝清心药,定叫瞌睡虫盯上。

失寐10年案

陈某,女,42岁。初诊:2018年7月3日。

因"失寐10年"就诊。患者近10年入睡困难,夜寐不安,一夜难眠,甚则彻夜不寐;伴头痛、心烦,胃纳可,二便调。平素月经规则，周期27~28天，经期3~4天。末次月经2018年6月26日来潮，今未净，量中，色鲜红，夹血块，痛经。舌淡红，苔薄白，脉细。

中医诊断：不寐（痰火内扰）。

治法：清化痰热安神。

方药：黄连温胆汤加减。

黄连3g，姜半夏9g，陈皮9g，茯苓10g，炙甘草6g，竹茹9g，炒枳壳10g，远志10g，石菖蒲10g，酸枣仁30g，琥珀5g（吞服），磁石30g，龙齿30g，7剂。

二诊：2018年7月11日。一夜可寐8小时。

【按语】黄连温胆清痰火，心宁神安能利眠；远志菖蒲酸枣仁，琥珀磁石龙齿连。

头部持续抽痛、刺痛5年案

金某，女，48岁。初诊：2019年10月8日。

因"头部持续抽痛、刺痛5年，加重半年"就诊。患者5年前出现头痛，近半年加重，整个头部疼痛，或颞部，或前额，或头顶，位置不固定；或头晕痛，或针刺样痛，呈持续性，痛重时放射至右耳及牙齿。头部无外伤史。腰酸背痛，口苦，入睡困难，多梦，大便干、每天1次。2019年9月2日行头颅CT检查：左侧大脑中动脉M1段狭窄，左侧大脑中动脉提前分叉（均属变异）。MRI检查：脑内多发缺血脱髓鞘病变。舌淡红，苔薄白，脉沉细弦。

中医诊断: 头痛（气滞血瘀）。

西医诊断: 脑血管畸形，脑供血不足。

治法: 活血通络，行气止痛。

方药: 芎乌散加味。

川芎12g，乌药10g，地龙10g，全蝎6g，僵蚕10g，桃仁5g，茺蔚子10g，蔓荆子10g，胡桃壳5个，珍珠母30g，川牛膝10g，制大黄6g，7剂。

二诊: 2019年10月14日。今右侧耳朵及牙齿放射痛消失，右侧耳后针刺样痛，口苦。余症如上。

方药: 守上方，加生白芍12g，蜈蚣2条，7剂。

三诊: 2019年10月22日。头痛除，两侧耳后疼痛消失，头晕，头重，大便正常、日解1次。舌淡红，苔薄白，脉细。

方药: 守上方, 加菊花10g, 7剂。

【按语】头痛巅疾血难通, 芎乌桃仁加四虫; 二子珍珠胡桃壳, 下行牛膝大黄供。

雷诺综合征3年案

吕某, 女, 47岁。初诊: 2017年12月5日。

自诉出现雷诺综合征3年, 今右手无名指苍白, 冰冷, 麻木。月经量多, 经期5~6天, 周期30天, 经多时每2小时换一次卫生巾, 有血块, 伴痛经, 无法工作。2017年10月21日B超检查: 子宫腺肌症, 子宫肌瘤38mm×34mm×38mm, 盆腔积液。末次月经11月30日来潮、夹块, 腹痛, 小腹舒服。纳寐可, 二便调。舌淡红, 苔薄白, 脉细。

中医诊断: 痹证(寒凝血瘀)。

西医诊断: 子宫腺肌症, 子宫肌瘤, 雷诺综合征。

治法: 散寒通瘀。

方药: 当归四逆汤加减。

当归6g，桂枝6g，麸白芍6g，细辛5g，通草5g，炙甘草6g，鸡血藤30g，羌活10g，地龙10g，大枣6枚，7剂。

二诊： 2017年12月14日。右手无名指症状明显好转，肤色正常，无麻木。舌脉如上。

方药： 守上方加味。

当归6g，桂枝6g，麸白芍6g，细辛5g，通草5g，炙甘草6g，鸡血藤30g，羌活10g，地龙10g，大枣6枚，威灵仙10g，7剂。

三诊： 2017年12月21日。两手雷诺症未发生。舌脉如上。

方药： 守上方加味。

当归6g，桂枝6g，麸白芍6g，细辛5g，通草5g，炙甘草6g，鸡血藤30g，羌活10g，地龙10g，大枣6枚，威灵仙10g，淡附片6g，7剂。

四诊： 2017年12月28日。右手中指末节苍白，经期将近。舌脉如上。

方药： 当归四逆汤加味。

当归6g，桂枝6g，麸白芍6g，细辛5g，通草5g，炙甘草6g，大枣6枚，益母草30g，香附10g，蒲黄炭10g，花蕊石15g，延胡索10g，7剂。

五诊: 2018年1月4日。二手未出现雷诺症。早上腹泻、日解1次，已经3个月。末次月经12月31日，腹痛轻微，夹小血块。舌脉如上。

方药: 守上方，加仙鹤草30g，7剂。

六诊: 2018年1月11日。经行6天净，小便稍急。舌脉如上。

方药: 当归6g，桂枝9g，麸白芍6g，细辛5g，通草5g，炙甘草6g，大枣6枚，淡附片10g，地龙10g，丹参15g，鸡血藤30g，7剂。

热淋清冲剂颗粒，一次2袋，一日3次冲服。

七诊: 2018年1月18日。雷诺症未再出现，小便后阴道疼痛。舌脉如上。

方药: 守上方，去丹参、鸡血藤，加冬葵子15g，7剂。

八诊: 2018年1月25日。雷诺症未再出现，小便疼痛已除。舌脉如上。

方药: 守上方，7剂。

【按语】脉细欲绝指趾白，麻木疼痛手足寒；温经养血又通脉,《伤寒》当归四逆汤。

寒热往来、手指僵硬2年案

陈某,女,63岁。初诊:2014年2月13日。

从天台来温州投亲,因"怕冷伴手指僵硬2年"就诊。绝经10余年,近2年无明显诱因出现畏寒怕冷,夏日需穿两件衣服,午后冷剧,全身汗出,衣不御寒,寒由背出,腰带部尤甚,心烦;手指僵硬,中指为著;纳可,饥时胃痛,便软寐安,口不干。既往有高血压、糖尿病、类风湿病史,目前注射胰岛素治疗糖尿病,服用厄贝沙坦氢氯噻嗪片降压,血压基本控制。生育史:3-0-2-3,已结扎。舌淡红,苔薄白,脉细。

中医辨证:恶寒(表卫阳虚)。

西医诊断:神经官能症。

治法:温阳调营卫。

方药:桂枝加附子汤合甘姜苓术汤加味。

桂枝6g,炒白芍6g,炙甘草6g,生姜6片,大枣6枚,淡附

片6g, 炒白术10g, 茯苓10g, 鹿角胶10g (烊化), 紫石英20g,
7剂。

二诊: 2014年2月19日。牙龈浮肿伴左侧颈项疼痛, 血压
140/80mmHg。2月16日夜间出汗怕冷, 伴烦躁不安, 难以入
睡。2月17日服药3剂后停药。昨晚背部有火烧感, 出汗6小时,
之后背冷如水浇。在治病的过程中, 得知患者一直对自己的婚
姻十分不满, 耿耿于怀, 情志抑郁, 经常离家, 住宿寺庙。舌脉
如上。

治法: 疏解少阳, 补益任督。

方药: 小柴胡汤加味。

柴胡10g, 炒白芍10g, 党参12g, 炒黄芩10g, 炙甘草6g,
生姜5片, 大枣6枚, 紫石英20g, 鹿角胶10g (烊化), 龟甲胶10g
(烊化), 浮小麦30g, 3剂。

三诊: 2014年2月22日。药后冷热症状消失1天。心慌, 无
汗。舌脉如上。要求携药返回天台。

方药: 守上方, 加寒水石10g, 7剂。

四诊: 2014年3月18日。服药后偶感轻微忽冷忽热, 但可耐
受。天气转热4天, 腰腹及背部冷, 汗出后怕冷明显, 日重夜轻。

舌脉如上。

治法：和解少阳，调和营卫。

方药：柴胡桂枝汤加味。

柴胡10g，炒黄芩10g，党参10g，半夏9g，炙甘草6g，炒白芍6g，桂枝6g，生姜5片，大枣6枚，牡蛎20g，龙骨20g，7剂。

五诊：2014年4月21日。上述症状基本消失。

【按语】情志抑郁寒热生，小柴胡能疏少阳；若见寒多热偏少，可推柴胡桂枝汤。

颈椎病手指麻木10年案

陈某，女，50岁。初诊：2020年7月7日。

因"左手指发麻，晨起发胀10余年"就诊。患者10余年前无明显诱因下，晨起出现左手中指、无名指发胀、发麻、无力，无法扣上衣服纽扣；从肩、手臂外侧至手背处吊筋样痛，偶有后枕部头痛；双下肢久坐后水肿，左小腿发胀较剧。潮热汗出，或怕冷，便软3年。今日磁共振检查：颈椎退行性改变，腰椎退行性改变伴腰4、腰5椎间盘轻度突出。舌淡红，苔薄白，脉细。

中医诊断: 痹证（风血阻络）。

西医诊断: 颈椎退行性改变，腰椎退行性改变伴腰4、腰5椎间盘轻度突出。

治法: 活血通络。

方药: 桑寄生15g，桑枝12g，羌活10g，鸡血藤30g，伸筋草15g，络石藤15g，炒白芍15g，葛根15g，威灵仙10g，天麻10g，制乳香5g，制没药5g，7剂。

小活络丸，一次1丸，一日2次。

二诊: 2020年7月14日。手指麻木明显好转，可以扣纽扣。下肢胀，大便成形。舌脉如上。

方药: 守上方，加桂枝9g，14剂。

小活络丸，每服1丸，一日2次。肾气丸，每服10g，一日2次。

三诊: 2020年7月28日。左手指麻木近愈。舌脉如上。

方药: 守上方, 加丝瓜络10g, 7剂。

四诊: 2020年8月4日。左手指麻木续见好转。胸闷, 气短。舌脉如上。

治法: 益气补虚。

方药: 升陷汤加味。

升麻5g, 柴胡5g, 桔梗6g, 黄芪15g, 知母10g, 党参15g, 黄精10g, 玉竹10g, 7剂。

五诊: 2020年8月11日。颈痛、手指麻木再见好转。舌脉如上。

方药: 葛根汤加味。

葛根15g, 麻黄6g, 桂枝9g, 炙甘草6g, 炒白芍5g, 桑寄生15g, 桑枝12g, 生姜5片, 大枣5枚, 14剂。

六诊: 2020年8月24日。手指麻木完全消失。

【按语】颈椎疾病压迫神经, 就会出现颈、臂、手麻木的症状, 疏风活血通络是重要的治疗方法。10年未愈之顽疾, 在短时间内能使症状消失, 显示出中医药的神奇疗效。

一 腿痛腰酸乏力半年案

刘某,女,35岁。初诊:2014年10月18日。

左侧大腿疼痛腰酸乏力半年。既往月经规律,周期28天,经期7天。1个月前无明显诱因下出现阴道不规则出血,同房腹痛。末次月经10月7日来潮。白带正常,寐纳佳,大便干结,小便正常。生育史:1-0-0-1,未避孕。2008年行两侧卵巢内膜囊肿剥除术。妇科检查:外阴无殊,阴道通畅,宫颈光滑;子宫后位,大小正常,质地中等,活动,压痛;左附件轻压痛,右侧无压痛。舌淡红,苔薄白,脉细涩。

中医诊断: 腰腿疼痛(瘀热阻滞)。

西医拟诊:盆腔粘连?

治法: 活血通下,清热止痛。

方药: 桃核承气汤加味。

桃仁10g,制大黄9g,桂枝6g,炙甘草6g,玄明粉5g(冲),蒲公英20g,大血藤20g,败酱草15g,延胡索10g,7剂。

二诊: 2014年10月29日。大便秘结。舌脉如上。

方药: 守上方, 加丝瓜络10g, 14剂。

活血化瘀灌肠液 (自拟方: 丹参30g, 制乳没各10g, 三棱15g, 莪术15g, 海藻15g, 桃仁10g, 大血藤30g, 水煎成100mL) 50mL保留灌肠, 每天1次。

三诊: 2014年11月17日。左侧大腿疼痛腰酸乏力已除。末次月经11月5～10日。带多色黄, 便秘。舌脉如上。

治法: 通下, 利湿, 清热。

方药: 导水丸加味。

制大黄9g, 牵牛子6g, 炒黄芩10g, 滑石15g, 贯众15g, 椿根皮15g, 土茯苓15g, 苍术10g, 14剂。

【按语】腰腿酸痛病腹中, 瘀热阻滞便难通; 桃核承气下瘀血, 公英大血败酱从。

下肢充血水肿10年案

陈某, 女, 23岁。初诊: 2020年6月19日。

因 "下肢充血发紫水肿10年" 就诊。检查患者两下肢皮肤充血，发紫如地瓜皮，并见轻度水肿，两下肢腘部、小腿、脚背、脚踝内侧部静脉曲张，轻微水肿。舌淡红，苔薄白，脉细。

中医诊断： 水肿（水血不利）。

西医诊断： 下肢静脉曲张。

治法： 温肾化气，利水活血。

方药： 济生肾气丸加减。

熟地黄15g，山药15g，牡丹皮9g，茯苓10g，山萸肉10g，泽泻10g，桂枝5g，附片3g，车前子10g（包），川牛膝15g，桑寄生15g，丝瓜络10g，冬瓜皮30g，赤小豆50g，7剂。

二诊： 2020年6月26日。月经6月26日来潮，4天净。上述症状好转。舌脉如上。

方药： 守上方，7剂。

三诊： 2020年7月3日。经净。舌脉如上。

方药： 熟地黄15g，山药15g，牡丹皮9g，茯苓10g，山萸肉10g，泽泻10g，桂枝5g，附片3g，车前子10g（包），川牛膝15g，鸡血藤45g，丹参15g，7剂。

四诊： 2020年7月10日。两下肢充血、紫绀明显减轻，水肿已退。舌脉如上。

方药: 守上方,改鸡血藤至60g,丹参至20g,7剂。

五诊: 2020年7月17日。两下肢充血、紫绀继续减轻,水肿消失。舌脉如上。

方药: 守上方,改鸡血藤至90g,7剂。

六诊: 2020年7月24日。末次月经7月18~22日。以往居家时两下肢肤色呈紫绀色,近期居家时两下肢肤色正常。舌脉如上。

方药: 守上方,加泽兰15g,7剂。

七诊: 2020年7月31日。就诊时两下肢肤色紫绀明显减退,仅踝上4cm之下略微充血,无水肿。舌脉如上。

方药: 守上方,加益母草30g,7剂。

八诊: 2020年8月7日。症状、舌脉如上。

方药: 当归芍药散加味。

当归6g,炒白芍30g,泽泻10g,炒白术10g,茯苓10g,川芎3g,牛膝30g,车前子15g(包),丹参20g,鸡血藤90g,泽兰15g,益母草30g,7剂。

九诊: 2020年8月14日。症状、舌脉如上。

方药： 守上方，加黄芪30g，防己10g，7剂。

十诊： 2020年8月21日。月经2020年8月15日来潮，经量中等，无不适，今将净。建议穿医用静脉曲张弹力袜以善后。

【按语】下肢为人体气血易聚难消之地，是水血积结之处。下肢紫绀水肿，为水血不散之患，必用行血利水之方。济生肾气丸加味、当归芍药散加味都是从肾、从脾入手的活血利水方剂，用有良效。

肥胖、慢性荨麻疹10年案

刘某，女，33岁。初诊：2017年3月27日。

因"要求生育二胎调理"就诊。患者身高173cm，体重84kg，体重质量指数28，属于肥胖。半年之内无怀孕计划，先要求减轻体重。平素大便干结，2~3天一行。末次月经3月18日来潮。过敏体质，患慢性荨麻疹10年，夏季或服用海鲜后遍身频繁发作。生育史：1-0-0-1（剖宫产）。妇科检查：外阴无殊，阴道通畅，宫颈光滑；宫体后位，正常大小，无压痛；两侧附件无压痛。舌淡红,苔薄白,脉细。

中医诊断: 瘾疹(风热肠燥)。

西医诊断: 肥胖,便秘,慢性荨麻疹。

治法: 清风和血,泻火通便。

方药: 防风通圣散加减。

防风10g,川芎6g,当归6g,炒白芍10g,制大黄6g,薄荷6g (后入),炙麻黄6g,连翘10g,炒黄芩10g,桔梗6g,滑石15g,甘草6g,荆芥9g,炒栀子10g,苍术9g,石膏10g,厚朴10g,7剂。

二诊: 2017年4月7日。咽痒,咳嗽,荨麻疹发作。舌脉如上。

方药: 守上方,加蝉蜕10g,玄明粉10g(冲),蚕沙10g,7剂。

三诊: 2017年4月14日。大便正常,荨麻疹改善。舌脉如上。

方药: 守上方,加紫草10g,7剂。

四诊: 2017年4月24日。荨麻疹未发作。舌脉如上。

方药: 守3月27日方,7剂。

五诊: 2017年5月2日。体重下降5斤,咽痒。舌脉如上。

方药: 守上方,7剂。

六诊: 2017年5月10日。末次月经4月17日来潮。荨麻疹轻微发作。舌脉如上。

方药: 守上方,加益母草30g,7剂。

七诊: 2017年5月25日。荨麻疹消失。舌脉如上。

方药: 防风通圣散,21剂。

八诊: 2017年6月21日。寐浅,荨麻疹未发作。舌脉如上。

方药: 守上方,加夜交藤20g,7剂。

九诊: 2017年6月28日。末次月经6月18日来潮,体重81kg。舌脉如上。

方药: 防风通圣散加荷叶15g,山楂15g,7剂。

十诊: 2017年7月4日。无不适,荨麻疹未发作。

方药: 守上方,加槟榔15g,7剂。

十一诊: 2017年7月13日。末次月经7月11日来潮,量少。舌脉如上。

方药: 九味调经汤,7剂。

熟地黄12g,当归9g,炒白芍10g,川芎6g,续断10g,菟丝子15g, 延胡索10g, 小茴香5g, 茺蔚子10g, 巴戟肉12g, 淫羊藿15g, 7剂。

十二诊: 2017年7月20日。体重继续下降至78.5kg, 体重质量指数26.1, 属于过重。荨麻疹未发作。舌脉如上。

方药: 守3月27日方, 加蚕沙10g, 7剂。

十三诊: 2017年7月27日。慢性荨麻疹一直未发作。舌脉如上。

方药: 守上方, 7剂。

最终患者体重减轻, 荨麻疹痊愈, 并生育一胎健康婴儿。

【按语】痰脂肥胖瘾疹满, 通下和血清风良; 寻遍方书千百万, 莫如防风通圣散。

慢性湿疹7年案

周某, 女, 27岁。初诊: 2020年3月16日。

因 "月经周期延长6年" 就诊。患者月经周期延长6年余, 月经周期45~60天, 经期7天; 末次月经3月7日来潮, 量中等,经色红，无血块，偶小腹及腰酸痛。纳可，二便调。面部及身体湿疮无明显诱因反复发作7年，皮肤瘙痒、湿烂、渗液。舌淡红，苔薄白，脉细。

中医诊断: 湿疮（湿热郁阻）。

治法: 清热化湿，宣通气机。

方药: 三仁汤加味。

杏仁10g，蔻仁5g（后下），薏苡仁30g，厚朴5g，姜半夏12g，通草5g，滑石粉15g，淡竹叶10g，苦参10g，苍耳子10g，地肤子15g，7剂。

二诊: 2020年3月23日。服药2剂湿疮好转，皮损由湿烂转为干燥。大便一日2~3次，质溏软，解后舒适。舌脉如上。

方药: 守上方，加秦皮10g，7剂。

三诊: 2020年3月30日。湿疮近愈，大便正常、一日2次。舌脉如上。

方药: 守上方，加白头翁10g，7剂。

四诊: 2020年4月6日。面部湿疮已愈，手近愈。舌脉如上。

方药: 守3月23日方，加神曲10g，7剂。

五诊：2020年4月13日。药后面部及手部湿疮已愈。舌脉如上。

方药：杏仁10g，蔻仁5g（后下），薏苡仁30g，厚朴5g，姜半夏12g，通草5g，滑石粉15g，淡竹叶10g，秦皮10g，蚕沙10g，7剂。

【按语】三仁汤治疗慢性湿疹是我临床的发明之一，文章发表于1986年第7期的《四川中医》，题目是"慢性湿疹治验"。多年来屡试不爽。

持续咳嗽1周、体重减轻6斤案

徐某，女，32岁。初诊：2019年12月6日。

患者持续咳嗽1周，呈阵发性，咳痰色白质稀；连续4夜不能平卧睡眠，体重顿减6斤，无精打采。曾口服复方甲氧那明胶囊、阿莫西林胶囊、双黄连口服液、苏黄止咳胶囊、金嗓子喉片、枇杷膏，自煎服枇杷花、匍匐堇炒蛋吃，还用耳垂放血、刮痧等, 均无效。无咽痛, 无发热不适, 胃纳可, 大便结, 小便调。舌淡红, 苔薄白, 脉细。

中医诊断: 咳嗽 (痰饮)。

西医诊断: 上呼吸道感染 (病毒性)。

治法: 温肺化饮。

方药: 小青龙汤加味。

炙麻黄6g, 桂枝6g, 炒白芍5g, 姜半夏9g, 五味子3g, 干姜3g, 细辛3g, 炙甘草6g, 炒莱菔子10g, 苏子5g, 3剂。

二诊: 2019年12月9日。进药当晚咳嗽明显减轻, 即可安睡。今偶有咳嗽, 痰少。舌脉如上。

方药: 小青龙汤加味。

炙麻黄6g, 桂枝6g, 炒白芍5g, 姜半夏9g, 五味子3g, 干姜3g, 细辛3g, 炙甘草6g, 紫菀10g, 百部10g, 4剂。

【按语】咳逆倚息卧不得,《金匮要略》有神方; 温肺化饮痰稀薄, 唯数小小青龙汤。

骨髓过度增生综合征持续高热后自汗口渴案

张某,男,75岁。初诊: 2018年12月1日。

患骨髓过度增生综合征, 2018年11月13日开始高热, 持续不退, 体温高达39.6~42℃。16日入住某医院血液科, 白细胞计数0.18×10^9/L, 血小板计数7×10^9/L, 血红蛋白50g/L, 血清白蛋白26.9g/L, 总蛋白49.4g/L, 转入血液科ICU病房, 医院发出病危通知。住院3天, 生命体征尚可, 但持续高热, 转入普通病房, 每天大量输液, 使用抗生素、糖皮质激素、退热药物, 直至11月30日体温降至正常。就诊时面色㿠白, 精神萎靡, 语音低怯, 有气无力, 毫无食欲, 大汗不止, 擦拭不停, 口中烦渴, 口苦。舌质稍淡, 苔薄腻, 脉细软无力。

中医诊断: 自汗, 烦渴(气阴耗竭, 湿邪尚恋)。

西医诊断: 骨髓过度增生综合征。

治法: 清余热, 去脾湿, 益气阴。

方药: 白虎加人参汤、苍术白虎汤合生脉散。

石膏10g, 知母10g, 炙甘草6g, 太子参20g, 苍术10g, 米一撮，麦冬10g，五味子5g，浮小麦30g，3剂。

二诊： 2018年12月4日。口渴已除，每次喝药都会微汗，用干毛巾擦拭即可。舌脉如上。

治法： 补益气阴，收敛止汗。

方药： 太子参15g，麦冬10g，五味子6g，生黄芪12g，白术10g，玉竹12g，浮小麦15g，糯稻根30g，煅牡蛎20g，3剂。

三诊： 2018年12月7日。出汗已止，体温在正常范围。

【按语】大热过后气阴伤，汗出涔涔欲亡阳；白虎加参添苍术，命救一线生脉散。

抗精子抗体阳性案

孔某，男，26岁。初诊：2016年4月9日。

患者婚后2年不育，平时常有腰酸腿软，易疲劳，无烟酒喜好，无不洁生活史，胃纳可，夜寐安，二便调。2016年4月5日检测：抗精子抗体阳性，精液常规检查正常。舌淡红，苔薄白，脉细。

中医诊断: 不育(瘀热脾虚)。

西医诊断: 男性不育症,抗精子抗体阳性。

治法: 清热活血,健脾益肾。

方药: ACA2号方(自拟方)。

益母草15g, 槲寄生15g, 姜半夏9g, 麸白术20g, 赤芍10g, 茵陈10g, 炒栀子10g, 茯苓10g, 苎麻根20g, 山药15g, 土茯苓10g, 7剂。

二诊: 2016年4月14日。上腹饱胀,胃钠欠佳。舌脉如上。

方药: 守上方,加神曲10g, 7剂。

三诊: 2016年4月21日。胃纳欠佳。舌脉如上。

方药: 守上方,加山楂10g, 7剂。

四诊: 2016年4月28日。无不适。舌脉如上。

方药: 守ACA2号方,加桃仁10g, 丹参20g, 7剂。

五诊: 2016年5月5日。无不适。舌脉如上。

方药: ACA1号方(自拟方)。

丹参10g, 益母草15g, 莪术10g, 牡丹皮10g, 赤芍10g, 炒栀子10g, 苎麻根20g, 茯苓10g, 山药15g, 土茯苓15g, 生地黄15g, 14剂。

六诊： 2016年5月19日。无不适。舌脉如上。

方药： 守上方，加王不留行12g，刘寄奴10g，7剂。

七诊： 2016年5月26日。大便溏软。舌脉如上。

方药： 守ACA1号方，加山楂15g，神曲10g，炒谷芽10g，炒麦芽10g，7剂。

八诊： 2016年6月2日。大便改善。舌脉如上。

方药： 守ACA1号方，加苍术10g，7剂。

九诊： 2016年6月8日。便软。舌脉如上。

方药： 守ACA1号方，去生地黄；加木香10g，大腹皮15g，7剂。

十诊： 2016年6月16日。大便溏、频。舌脉如上。

方药： 守ACA1号方，去生地黄；加苍术10g，厚朴10g，山楂10g，7剂。

十一诊： 2016年6月23日。大便溏。舌脉如上。

方药： 守ACA1号方，去生地黄；加神曲10g，槟榔10g，苍术10g，7剂。

十二诊： 2016年6月29日。无不适。舌脉如上。

方药: 守ACA1号方, 加山楂12g, 王不留行10g, 7剂。

十三诊: 2016年7月14日。大便成形。舌脉如上。

方药: 守ΛCΛ1号方, 7剂。

十四诊: 2016年7月20日。抗精子抗体阴性。

【按语】男性出现抗精子抗体阳性, 属于一种自身免疫反应, 对于有生育要求的患者, 应当予以解决。中医对比西医的优势, 就是无须使用长期的激素治疗且有疗效。

精浆弹性硬蛋白酶升高案

张某, 男, 32岁。初诊: 2016年1月26日。

因 "未避孕未育5年" 就诊。患者性生活正常, 否认阳痿、早泄等男子性功能障碍性疾病。否认饮酒史, 每天抽烟1包。否认腮腺炎病史。胃纳可, 夜寐安, 二便调。精液检查: 精浆弹性硬蛋白酶2145μg/mL (正常值<290μg/mL)。舌淡红, 苔薄白, 脉缓。

中医诊断: 不育(肾阴不足,阴虚火旺)。

西医诊断: 不育症,前列腺炎?

治法: 滋阴降火,益肾填精。

方药: 知柏地黄汤加减。

知母10g,熟地黄12g,山药15g,山茱萸10g,牡丹皮9g,茯苓10g,泽泻10g,车前子10g(包),海金沙10g,土茯苓15g,桃仁10g,丹参10g,7剂。

二诊: 2016年2月2日。症如上。舌脉如上。

方药: 守上方,加三棱15g,14剂。

三诊: 2016年2月17日。矢气稍多。舌脉如上。

方药: 守上方,加槟榔10g,赤小豆20g,14剂。

四诊: 2016年3月3日。矢气减少。舌脉如上。

方药: 守上方,加茺蔚子15g,28剂。

五诊: 2016年3月30日。无不适。舌脉如上。

方药: 守1月26日方,加茺蔚子15g,35剂。

六诊: 2016年5月26日。5月9日复查示弹性硬蛋白酶149μg/mL(<290μg/mL)。

方药: 守3月30日方,加枸杞子10g,7剂。

【按语】精浆弹性硬蛋白酶可作为静止型生殖道感染的诊断及愈后检测指标。该值的升高，对前列腺炎的诊断有意义。

血精1年案

陈某，男，44岁。初诊：2012年2月22日

患者血精1年余，性生活正常，无不适症状。无吸烟及饮酒史，无阳痿及早泄，作息时间正常，无腮腺炎病史。2011年11月14日精液常规检查：A级精子11.96%，红细胞（++++）。上海某大医院主张手术治疗，被患者拒绝。舌淡红，苔薄白，脉细。

中医诊断：血精（肾阴虚，相火旺）。

西医诊断：精囊炎？

治法：滋阴清热止血。

方药：知柏地黄汤加味。

知母12g，黄柏9g，生地黄12g，山茱萸10g，山药15g，茯苓10g，泽泻10g，牡丹皮9g，大蓟20g，小蓟20g，白茅根30g，藕节

20g, 7剂。

二诊: 2012年2月22日。大便稍软。舌脉如上。

方药: 守上方,加神曲10g, 7剂。

二诊: 2012年3月5日。其间性生活3次,均未发现血精。舌脉如上。

方药: 守上方, 7剂。

随访半年,血精未再复发。

【按语】血精一症,中医没有记载。其病因属于下焦湿热,血络损伤,故治疗方法通常是滋阴清热、凉血止血,知柏地黄汤是首选之方。

无精症4年案

李某,男, 36岁。初诊: 2016年12月13日。

因"婚后4年余未育"就诊。患者曾于某大医院检查,诊断为精囊囊肿、无精症。2013年12月行精囊囊肿剥离术,术后检查仍无精子发现。2016年9月8日磁共振检查:两侧精囊腺囊样扩张伴内容物信号改变，发育异常。结合临床，盆腔少量积液。2016年9月2日B超检查：两侧精囊囊样扩张。2016年10月再次行精囊囊肿剥离术。现为术后2个月，性功能正常，纳寐可，二便调，无腰酸背痛，久站后背酸。近有感冒，流清涕，咳嗽，痰少，色黄。舌淡红，苔薄白，脉细。

中医诊断： 不育（瘀热）。

西医诊断： 不育症，精囊囊肿（术后），无精症。

治法： 活血化瘀，清热散结。

方药： 猪蹄甲20g，皂角刺15g，三棱10g，莪术10g，石见穿15g，制乳香5g，制没药5g，海金沙10g，土茯苓15g，车前子10g（包），冬葵子15g，大青叶12g，7剂。

二诊： 2016年12月20日。无不适。舌脉如上。

方药： 守上方，加路路通10g，7剂。

三诊： 2016年12月27日。无不适。舌脉如上。

方药： 守12月13日方，加王不留行15g，7剂。

四诊： 2017年1月3日。无不适。舌脉如上。

方药： 守12月13日方，加水蛭10g，7剂。

五诊： 2017年1月10日。无不适。舌脉如上。

方药： 守12月13日方，加水蛭10g，王不留行15g，7剂。

六诊： 2017年1月19日。无不适。舌脉如上。

方药： 守上方，7剂。

七诊： 2017年1月26日。无不适。舌脉如上。

方药： 守12月13日方，去大青叶，加桃仁10g，水蛭10g，7剂。

八诊： 2017年2月9日。告知2017年2月3日精液检查示精液量0.97mL，A级精子29.6%，正常形态精子1.5%。无不适。

【按语】无精症的治疗比较棘手，其中疗效较好的属于输精管阻塞这一类型，通常采用活血化瘀、清理湿热的方法。方中猪蹄甲取代国家保护动物穿山甲。

前列腺肥大尿频尿急尿不尽3年案

林某，男，18岁。初诊：2018年12月15日。

因"尿频尿急尿不尽3年"就诊。患者3年前无明显诱因下出现尿频尿急尿不尽，伴夜尿多，每晚7~10次，无尿痛。半个多月前，于人民医院B超检查：前列腺45mm×27mm×25mm，形态稍饱满，示前列腺肥大，未予特殊治疗。现夜寐差，入睡困难，胃纳可，大便黏臭，每日1次，口干。舌稍红，苔剥，脉缓。

中医诊断： 淋证（肾气虚弱，湿热阻滞）。

西医诊断： 前列腺肥大。

治法： 温肾化气，清热利尿。

方药： 济生肾气丸加减。

熟地黄15g，泽泻10g，茯苓10g，山茱萸10g，山药15g，牡丹皮9g，桂枝6g，制附子3g，牛膝10g，车前子15g（包），海金沙15g，天葵子20g，乌药6g，通草10g，7剂。

二诊： 2018年12月22日。夜尿减至2~3次，睡眠明显改善。舌脉同前。

方药： 守上方，加鸡内金10g，琥珀3g（吞），7剂。

三诊： 2018年12月29日。便软。舌脉同前。

方药： 守上方，去鸡内金，加红曲10g，7剂。

四诊： 2019年1月5日。大便偏软。舌脉同前。

方药: 济生肾气丸加减。

泽泻10g, 茯苓10g, 山茱萸10g, 山药15g, 牡丹皮9g, 桂枝6g, 制附子3g, 牛膝10g, 车前子15g(包), 海金沙15g, 凤尾草15g, 神曲10g, 通草6g, 7剂。

五诊: 2019年1月12日。便软, 舌脉同前。

方药: 济生肾气丸加减。

泽泻10g, 茯苓10g, 山茱萸10g, 山药15g, 牡丹皮9g, 桂枝6g, 制附子3g, 牛膝10g, 车前子15g(包), 凤尾草15g, 石韦15g, 小青草15g, 神曲10g, 7剂。

复合维生素B片, 每服2片, 一日3次。

六诊: 2019年1月19日。大便溏频。舌脉同前。

方药: 济生肾气丸加减。

泽泻10g, 茯苓10g, 山茱萸10g, 山药15g, 牡丹皮9g, 桂枝6g, 制附子3g, 牛膝10g, 车前子15g(包), 川连5g, 木香10g, 神曲10g, 槟榔10g, 7剂。

七诊: 2019年1月30日。夜尿1次, 大便溏。舌脉同前。

方药: 济生肾气丸加减。

泽泻10g, 茯苓10g, 山茱萸10g, 山药15g, 牡丹皮9g, 桂枝

6g，制附子3g，牛膝10g，车前子15g（包），秦皮10g，苦参12g，红曲10g，厚朴10g，炒谷芽10g，炒麦芽10g，14剂。

八诊： 2019年2月23日。大便水泻，矢气多。舌脉同前。

方药： 胃苓汤加减。

炒苍术9g，厚朴10g，陈皮9g，炙甘草6g，猪苓10g，泽泻10g，炒白术10g，茯苓10g，桂枝6g，槟榔10g，木香6g，川连5g，神曲10g，炒谷芽10g，炒麦芽10g，炮姜3g，7剂。

【按语】《素问·灵兰秘典论》称："膀胱者，州都之官，津液藏焉，气化则能出矣。"前列腺肥大尿频尿急尿不尽，属于膀胱湿热，气化不利。故以济生肾气丸加味温肾化气，清利湿热。

慢性前列腺炎大便时尿道口排出分泌物20年案

韩某，男，40岁。初诊：2021年2月8日。

因"大便时伴尿道口出现分泌物20年"就诊。患者大便每日1~2次，多溏稀，少成形，排便时尿道口有分泌物排出，无疼痛。晨起尿黄、异味重，经常早泄，双脚乏力，易疲劳，无腰酸痛,矢气频,食寒凉及油腻食物后易反胃。既往史:甲状腺功能减退,现服优甲乐片,每日1片。舌淡红,苔薄白,脉细。

中医诊断: 白淫(肾气虚弱,固摄无权)。

西医诊断: 慢性前列腺炎。

治法: 补肾固涩。

方药: 济生肾气丸加味。

淡附片6g,怀牛膝15g,车前子15g(包),桂枝6g,山药15g,牡丹皮9g,茯苓10g,熟地黄15g,山茱萸10g,泽泻10g,海金沙15g,石韦15g,鸡内金10g,桑螵蛸15g,金樱子15g,芡实30g,7剂。

二诊: 2020年2月18日。药后大便软、日解1次,大便时尿道分泌物消失,矢气多,口中不和。舌脉如上。

方药: 守上方加减。

淡附片6g,怀牛膝15g,车前子15g(包),桂枝6g,山药15g,牡丹皮9g,茯苓10g,熟地黄15g,山茱萸10g,泽泻10g,海金沙15g,石韦15g,桑螵蛸15g,金樱子15g,芡实30g,茵陈10g,槟榔12g,7剂。

【按语】《素问·痿论》称："思想无穷，所愿不得，意淫于外，入房太甚，宗筋弛纵，发为筋痿，及为白淫。"治疗时除了从意想入手之外，药物治疗以补肾固涩为主。

膀胱易激综合征4年案

叶某，男，31岁。初诊：2018年9月1日。

因"尿频尿急4年"就诊。患者尿急时有尿痛，劳累后腰酸腰痛。夜尿2~3次，午休前解2次，午休中解1次，白天约半小时解1次，甚至解完即再解。夏日空调控制在26~27℃即觉冷，尿意即增。既往发现有肾、前列腺结石。无嗜烟嗜酒。尿常规检查无殊。泌尿系B超：膀胱残余尿3.6mL。舌淡红，苔薄白，尺脉沉。

中医诊断： 劳淋（肾气虚）。

西医诊断： 膀胱易激综合征。

治法： 温阳化气，固精缩尿。

方药: 肾气丸加减。

桂枝6g, 淡附片6g, 熟地黄15g, 山茱萸10g, 山药15g, 泽泻10g, 茯苓10g, 牡丹皮9g, 猪脬1个, 益智仁10g, 鹿角片15g, 淫羊藿15g, 鸡内金10g, 7剂。

二诊: 2018年9月7日。小便次数减少, 日解小便6~7次, 夜尿1次。舌脉同前。

方药: 守上方, 加生黄芪20g, 7剂。

三诊: 2018年9月14日。小便解后即需再解的情况消失。

方药: 守上方, 加补骨脂10g, 7剂。

四诊: 2018年9月21日。小便次数续减。舌淡红, 苔薄白, 脉细。

方药: 守上方, 加桑螵蛸12g, 7剂。

五诊: 2018年10月4日。小便次数正常。舌脉如上。

方药: 守上方, 加五味子6g, 7剂。

【按语】病由肾气虚弱, 统摄无能引起。与《素问·本病论》中的"民病淋溲""小便数"相似。

性交射尿1年8个月案

张某，男，32岁。婚后1年8个月，初诊：1993年1月11日。

患者性欲淡漠，性交时阴茎可以勃起，亦有快感，阴茎有抽动感，性交可以持续10分钟，不能射精，而每次性交都有射尿现象。面色萎黄，身冷，动易出汗，腰痛。舌淡红，苔薄白，脉细软。

西医诊断： 射尿症。

治法： 温肾固涩。

方药： 天雄散加减。

淡附片10g，白术10g，桂枝6g，生黄芪20g，桑螵蛸15g，覆盆子30g，益智仁12g，山药30g，菟丝子20g，巴戟肉12g，淫羊藿15g，仙茅6g，3剂。

二诊：1994年1月22日。出汗、身冷消失，性交时遗尿、性交后腰痛现象消失。舌脉如上。

方药： 守上方，淡附片加至15g，加仙茅10g，3剂。

三诊：2004年2月16日。性交时遗尿1次，易出汗。舌淡红，苔薄白，脉细。

方药： 守1月11日方，加煅牡蛎20g，5剂。

四诊: 2004年2月24日。性交遗尿未再发生, 但不能射精。舌脉如上。

方药: 淡附片15g, 桂枝6g, 牡蛎20g, 白术10g, 炮山甲8g, 桃仁10g, 丹参15g, 山药20g, 菟丝子15g, 覆盆子12g, 急性子15g, 5剂。

五诊: 2004年3月9日。易出汗, 舌脉如上。

方药: 守上方, 淡附片加至20g, 菟丝子加至20g; 加巴戟肉12g, 5剂。

经过一段时间的调理, 性交时可以正常射精。后生育一女孩。

【按语】本病中医无对应的病名。天雄散载于《金匮要略·血痹虚劳病脉证并治》中, 有方无证, 推测是治疗失精家的强壮剂。药有天雄、白术、桂枝、龙骨。天雄缺货, 用附子代替, 因同时不能射精, 弃龙骨不用。

性交后阴茎疼痛2年案

顾某, 男, 28岁。初诊: 2004年8月17日。

患者性交后阴茎疼痛已有3年。未避孕未育2年多, 腰酸,二便正常。发现精液异常近1年，4月复查：精子密度45.38%，a级精子9.3%，d级精子75%。3月前列腺液检查：白细胞(+)，卵磷脂小体(+++)，细菌培养阴性。平时嗜烟酒。舌淡红，苔薄白，脉细。

中医诊断： 玉茎疼痛(湿热)，不育(肾虚)。

西医诊断： 不育，弱精症，前列腺炎。

治法： 益肾，清理湿热。

方药： 五子衍宗丸加味。

覆盆子15g，枸杞子15g，菟丝子15g，五味子5g，车前子15g(包)，海金沙藤20g，土茯苓15g，黄精20g，巴戟肉12g，草薢10g，何首乌10g，淫羊藿10g，续断10g，杜仲10g，锁阳10g，鹿角片10g，仙茅10g，生黄芪15g，21剂。

二诊： 2004年9月8日。性交后阴茎疼痛已经消失。

方药： 守上方，再服21剂。

三诊： 2004年9月30日。连续随访，性交后阴茎疼痛未再复发。

【按语】海金沙是一味具有清热通淋功效的药物，其藤更具有通络止痛的功效。

射精障碍1年案

陈某，男，23岁。初诊：1991年11月7日。

患者婚后不射精1年。以往有手淫史，无阳痿。检查：右侧睾丸偏大，两侧输精管较粗，包皮偏长。舌稍红，苔薄白，脉缓。

西医诊断：射精障碍，输精管炎？

治法：清理湿热，活血化瘀。

方药：忍冬藤20g，大血藤20g，蒲公英15g，败酱草15g，龙胆草4g，车前子10g（包），橘核10g，木通5g，皂角刺12g，丹参15g，桃仁10g，炮山甲6g，3剂。

二诊：1991年11月12日。症状、舌脉如上。

治法：疏肝理气，活血清热。

方药：柴胡9g，枳壳10g，桔梗8g，桃仁10g，红花6g，生地黄15g，当归8g，川芎6g，牛膝15g，皂角刺12g，大血藤20g，3剂。

三诊：1991年11月19日。药后性生活时已射精。舌脉如上。

方药：守上方，加炮山甲8g，10剂。

【按语】本病中医无对应的病名。该案射精障碍，考虑系输精管炎症阻塞引起，清理湿热，活血化瘀，可以促使输精管的复通。

· 遗精梦交案

王某，男，61岁。初诊：2015年10月31日。潮热4个月余，遗精每周4次已有1个半月，两下肢酸软乏力，腰部冷感明显，遗精已影响正常性生活。口干，喜饮温水，两侧颞胀，纳可，寐安，夜尿3~4次，大便正常。因赴上海就医，吩咐先服金锁固精丸4日，遗精控制，仍有梦交现象。个人史：已婚，育2女。舌淡红，苔薄腻，脉细弦。

中医诊断：遗精（精关不固，伤久肾阳），梦交（相火偏亢）。

西医诊断: 性神经衰弱。

治法: 清相火,补肾气,固精关。

方药: 珍珠母20g(先入),百合20g,潼蒺藜12g,芡实30g,带芯莲子20g,莲须15g,龙骨20g(先入),牡蛎20g(先入),炒黄柏6g,桑螵蛸12g,酸枣仁10g,肾气丸10g(分吞),7剂。

二诊: 2015年11月7日。自服药至今遗精、梦交、颞胀均消失,精神恢复正常,潮热减轻,口干除。舌脉如上。

方药: 守上方,去珍珠母、百合;加龟甲15g,鳖甲15g,7剂。

【按语】遗精、梦交,大多与相火过旺,精关不固,心肾不交有关。故治疗常采用清相火,补肾气,固精关的方法。

少精症1年案

王某,男,28岁。初诊: 2003年8月7日。

爱人自然流产后至今未孕16个月。停止性生活后,7天检查精液: 排精量1mL, 液化时间30分钟, 完全液化, 乳白色, 酸碱度7.5, 黏稠度适中; 被检精子数11个, 精子密度2.33×10^6/mL。其中a级3个, 占27%; b级1个, 占9.09%; c级1个, 占9.09%; d级6个, 占54.55%; a+b级4个, 占36.36%; a+b+c级5个, 占45.45%。因为精子数太少, 无法进行形态分析。舌淡红, 苔薄白, 脉细。

中医诊断: 精少(肾虚)。

西医诊断: 少精症。

治法: 补益肾阴肾阳。

方药: 淡附片6g, 鹿角片10g, 菟丝子15g, 枸杞子15g, 覆盆子15g, 怀山药15g, 巴戟肉12g, 淫羊藿12g, 锁阳12g, 续断12g, 桑椹12g, 仙茅8g, 7剂。

21金维他片, 每次1片, 一日1次, 口服。

二诊: 2003年11月12日。经过3个月连读治疗, 精液化验示排精量3.5mL, 液化时间8分钟, 完全液化, 灰白色, 酸碱度7.8, 黏稠度适中。被检精子数170个, 精子密度54×10^6/mL, 精子总数189.15×10^6/mL。其中a级58个, 占34.12%; b级19个,占11.18%；c级25个，占14.71%；d级68个，占40%；a+b级77个，占45.29%；a+b+c级102个，占60%。精子形态分析呈正常形态65.4%，非正常形态34.6%。无不适，舌脉如上。

方药： 守上方，淡附片加至9g，加潼蒺藜12g，7剂。

【按语】对于少精症，除了中药治疗之外，食疗中服用鮸鱼胶，也是很好的辅助疗法。

癌症手术化疗后性欲减退半年案

陈某，男，55岁。初诊：2014年2月6日。

患者行鼻咽癌手术、化疗后2年，近半年性欲明显减退。尿频，尿无力，尿不畅，余沥不尽，无尿急、尿痛症状，夜尿1~2次；全身乏力、腰酸痛，脚底出汗明显；便溏1天1次，纳无殊，寐安。B超检查显示：双肾囊肿15mm×15mm、20mm×15mm，前列腺形态增大49mm×38mm，伴钙化。舌稍淡，苔薄白，脉细。

中医诊断: 性冷淡, 劳淋(肾阳虚)。

治法: 温肾助阳。

方药: 济生肾气丸加味。

熟地黄12g, 山茱萸12g, 炒山药15g, 茯苓10g, 牡丹皮9g, 泽泻10g, 桂枝6g, 淡附片6g, 车前子15g(包), 川牛膝10g, 潼蒺藜15g, 沉香3g(后下), 琥珀5g(吞服), 乌药10g, 7剂。

二诊: 2014年2月17日。排尿不畅已缓解, 仍性冷淡。舌脉如上。

方药: 济生肾气丸加味。

熟地黄12g, 山茱萸12g, 炒山药15g, 茯苓10g, 牡丹皮9g, 泽泻10g, 桂枝6g, 淡附片6g, 车前子15g(包), 川牛膝10g, 海马2g(研细吞服), 乌药10g, 露蜂房10g, 7剂。

三诊: 2014年2月27日。排尿通畅, 性冷好转, 口干。舌脉如上。

方药: 守上方, 加石斛12g, 7剂。

四诊: 2014年3月10日。口渴已除。舌脉如上。

治法: 益肾疏肝。

方药: 露蜂房10g, 海马2g(研细吞服), 刺蒺藜20g, 柴胡10g, 枳壳10g, 茯苓10g, 九香虫10g, 淫羊藿12g, 鹿角片10g, 乌药10g, 仙茅10g, 7剂。

五诊: 2014年4月16日。性功能恢复正常, 腰倦, 咽部不利, 胃脘不适。舌脉如上。

方药: 潼蒺藜15g, 刺蒺藜10g, 野荞麦根20g, 露蜂房10g, 覆盆子15g, 甘松10g, 淫羊藿10g, 锁阳10g, 桔梗5g, 杜仲10g, 14剂。

【按语】露蜂房、海马是我用于治疗肾虚型性冷淡的常用药物。

精液液化、精子形态、精浆弹性硬蛋白酶异常案

戴某, 男, 29岁。初诊: 2020年8月18日。

因"妻不良妊娠1次, 要求助孕"就诊。患者妻不良妊娠1次, 本人性生活正常, 否认阳痿、早泄。8月14日行精液检查提示: 液化时间90分钟(正常值<60分钟); 不完全液化; 正常精子1%(正常值>4%); 精浆弹性硬蛋白酶4583ng/mL(正常值<600ng/mL); 前向运动精子64.2%; a级精子42%。平素每

日吸烟1包，饮酒少，久卧腰痛，精神可，胃纳差，晨起恶心，无泛酸嗳气，因工作原因每夜睡6~7小时，二便调。舌淡红，苔薄白，脉细。

西医诊断：精液、精子形态异常。

治法：补肾填精，佐以清热化瘀。

方药：五子衍宗丸加减。

菟丝子15g，枸杞子15g，覆盆子15g，车前子15g（包），制黄精20g，巴戟天12g，淫羊藿10g，续断10g，盐杜仲10g，鹿角片10g，仙茅10g，黄芪15g，锁阳10g，三棱20g，莪术20g，海金沙15g，土茯苓20g，7剂。

并吩咐禁烟，停止饮酒。

二诊：2020年8月25日。症如上。

方药：守上方，去三棱、莪术、海金沙、土茯苓；加王不留行15g，刘寄奴15g，金钱草15g，草薢15g，7剂。

三诊：2020年9月1日。症如上。

方药：守上方，去王不留行、刘寄奴、金钱草、草薢；加白鲜皮15g，地肤子15g，丹参15g，泽兰15g，7剂。

四诊: 2020年9月8日。大便质软,余症如上。

方药: 守上方,去白鲜皮、地肤子、丹参、泽兰;加神曲10g,王不留行15g,刘寄奴15g,7剂。

五诊: 2020年9月15日。药后大便正常,余症如上。

方药: 守上方,去神曲、王不留行、刘寄奴;加丹参15g,泽兰15g,7剂。

六诊: 2020年9月22日。便秘,余症如上。

方药: 守上方,去丹参、泽兰;加当归15g,桃仁15g,7剂。

七诊: 2020年9月29日。以上诸症好转。

方药: 守上方,去当归、桃仁;加三棱15g,莪术15g,7剂。

八诊: 2020年10月12日。便秘,余症如上。

方药: 守上方,去三棱、莪术;加王不留行15g,刘寄奴15g,桑椹15g,7剂。

九诊: 2020年10月19日。大便正常,余症如上。

方药: 守上方,去王不留行、刘寄奴、桑椹;加丹参15g,泽兰15g,枸杞子15g,7剂。

十诊: 2020年10月29日。无不适。

方药: 守上方,去丹参、泽兰、枸杞子;加当归15g,桃仁

15g, 7剂。

十一诊： 2020年11月5日。症如上。

方药： 守上方，去当归、桃仁；加三棱15g，莪术15g，7剂。

十二诊： 2020年11月12日。症如上。

方药： 守上方，去三棱、莪术；加王不留行15g，刘寄奴15g，7剂。

十三诊： 2020年11月19日。无不适。

方药： 守上方，去王不留行、刘寄奴；加丹参15g，泽兰15g，7剂。

十四诊： 2020年11月26日。无不适。

精液检查： 液化时间40分钟；完全液化；正常精子率4%；PR：48.8%；精浆弹性蛋白酶：184ng/mL；a级32.3%。所有指标达到正常。

【按语】本病中医没有相应的诊断。精液液化异常的发病机理尚未阐明，目前多数研究倾向归因于前列腺炎症；精子形态异常与感染、损伤、睾丸应激反应、内分泌紊乱、化学药物以及遗传因素等多种原因有关；精浆弹性蛋白酶增高与前列腺炎症有关。我采取补肾填精、清热化瘀的治疗方法，常常获得疗效。